ÉMILE MONAL

DOCTEUR EN PHARMACIE

LES

Maîtres Apothicaires

de Nancy

AU DIX-SEPTIÈME SIÈCLE

AVEC CINQ PLANCHES HORS TEXTE

BERGER-LEVRAULT, LIBRAIRES-ÉDITEURS

PARIS | NANCY
5-7, RUE DES BEAUX-ARTS | RUE DES GLACIS, 18

1917

Maîtres Apothicaires

DE NANCY

AU DIX-SEPTIÈME SIÈCLE

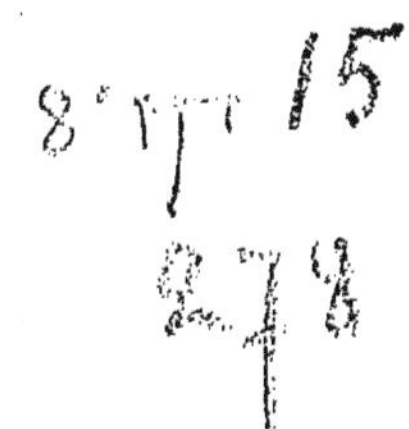

ÉMILE MONAL

DOCTEUR EN PHARMACIE

LES
Maîtres Apothicaires
de Nancy

AU DIX-SEPTIÈME SIÈCLE

AVEC CINQ PLANCHES HORS TEXET

BERGER-LEVRAULT, LIBRAIRES-ÉDITEURS

PARIS | NANCY
5-7, RUE DES BEAUX-ARTS | RUE DES GLACIS, 18

1917

INTRODUCTION

La Pharmacie a son histoire et ses illustrations, et il nous appartient, à nous, les modernes disciples du vieux Galien, de connaître, pour mieux apprécier notre « art et profession », les annales déjà longues écrites par la vie et le labeur de nos dignes devanciers. Cette étude exige de patientes recherches et pourrait remplir de nombreux volumes. Que chacun de nous, en ses loisirs, apporte sa pierre à l'édifice à construire. Pour notre part, nous nous sommes attaché au dix-septième siècle, non pas avec la pensée téméraire de présenter un travail complet sur cette époque, mais bien plutôt une simple contribution, un aperçu limité, que quelque confrère de bonne volonté, il faut l'espérer, voudra bien reprendre un jour et continuer. Rien ne se crée, comme rien ne se perd, au regard de la science, et les œuvres sont le fruit du travail collectif accompli souvent par plusieurs générations.

Notre École Supérieure de Pharmacie possède à sa tête un homme actif et distingué, attentif à reconstituer, par le document, la vieille histoire de notre belle profession et à en recueillir les moindres vestiges : nous avons nommé le Dr Louis Bruntz. Il voulut bien faire appel à notre concours, nous exhortant à relever sur les textes anciens les traces de ce lointain passé, en un mot, à restaurer les annales de la corporation des maîtres apothicaires de Nancy ou, du moins, une partie de ces annales. Nous nous rendîmes à ce désir, bénéficiant de précieux encouragements, pour lesquels nous témoignons au Dr Louis Bruntz toute notre reconnaissance.

Notre père, Jean-Louis Monal, avait possédé, pendant de longues années, le coffre où étaient enfermées les archives de la corporation. Ce dépôt lui échut, en 1864, de son prédécesseur, Charles Demangeot, lequel le tenait de Louis Simonin, fondateur, en 1804, de la pharmacie établie au n° 8 de la rue Jean-Jacques-Rousseau, aujourd'hui rue des Dominicains. Ce Simonin, on peut le présumer, aurait reçu ce legs de Soyer-Willemet, gendre de Remy Willemet, dernier doyen de la corporation. Leur officine était située au n° 29 de la même rue. Après la mort de notre père, survenue le 20 mai 1890, notre famille estima que ce dépôt précieux devait retourner à la collectivité, et, comme les corporations ont vécu, nous offrîmes, en 1893, en mémoire de Jean-Louis Monal, ces vieilles archives au Musée lorrain de Nancy. Elles sont conservées aujourd'hui en sa Bibliothèque, où les érudits peuvent venir les consulter.

Au temps de notre jeunesse — *eheu ! fugaces labuntur anni* — nous nous plaisions à feuilleter et nous nous efforcions de déchiffrer ces registres, hostiles à la curiosité avec leur écriture, souvent impénétrable, du temps jadis.

Nous ne prévoyions pas alors que nous devrions un jour les reprendre, les interroger et leur arracher enfin leurs secrets. Ce jour est venu, grâce à la suggestion du Dr Louis Bruntz, et, modeste historien, nous nous sommes attaché à étudier ces manuscrits, dont nous ne soupçonnions guère autrefois la haute importance et, par eux, à écrire un chapitre sur la vie de nos devanciers, heureux de rendre à notre profession, comme à la ville où nous sommes né, ce pieux hommage.

Nous nous faisons un devoir de remercier en particulier M. Hippolyte Roy, qui a bien voulu nous apporter sa collaboration, nous aidant à déchiffrer et à interpréter les documents, puis à les mettre en œuvre. Ses travaux antérieurs sur le dix-septième siècle, comme sa pratique de la plume, firent de lui un précieux auxiliaire.

Nous exprimerons ensuite notre gratitude au Dr Paul Pillement, à qui nous sommes redevable de certains renseignements, fruits de recherches personnelles; ensuite, pour leur concours ou leurs indications, au Dr Paul Dorveaux, bibliothécaire en chef à l'École Supérieure de Pharmacie de Paris; à M. Justin Favier, conservateur de la Bibliothèque municipale de Nancy, enfin, à M. Pierre Boyé, président de la Société d'Archéologie lorraine, lequel a bien voulu mettre à notre disposition les archives des maîtres apothicaires, dont il a la garde.

Donnons ici une brève analyse de ce que contient le présent ouvrage.

Au chapitre I, nous exposons les diverses étapes sériant

cet historique des règlements, les ébauches successives qui furent tentées avant la constitution du régime définitif.

Le chapitre II renferme des détails touchant la vie corporative des maîtres apothicaires, quelques notes sur l'hôpital Saint-Julien et sur plusieurs de nos devanciers.

Le chapitre III, où sont publiés de curieux mémoires, renseigne le lecteur sur la pharmacopée au dix-septième siècle. Il nous apprendra comment se soignaient nos ancêtres, comment les maîtres apothicaires, non contents de traiter les maladies avec des remèdes, dont certains ont survécu, étaient aussi des parfumeurs émérites et des confiseurs estimés de nos princes lorrains.

Pour nous résumer, cet ouvrage, en ressuscitant un âge aboli, sur lequel nous possédions auparavant quelques rares notions, et en contribuant à établir un historique un peu complet, a pour but également de nous révéler à nous-même l'importance et la dignité de notre art et de notre profession, institution éternelle, déjà glorifiée par les anciens en une inscription gravée sur le cuivre au seuil de notre officine :

Ut alimenta sanis corporibus agricultura,
Sic sanitatem ægris medicina promittit (¹).

---

(1) Cornelius CELSUS, *De Re medica*. Voir, dans le journal *L'Étoile de l'Est* de Nancy, n° 5479, la curieuse étude de M. Émile Nicolas sur la Pharmacie Monal : « La Vie à Nancy » (23 avril 1916).

LES

Maîtres Apothicaires

de Nancy

AU DIX-SEPTIÈME SIÈCLE

CHAPITRE I

HISTORIQUE

ÉTAT DE LA PHARMACIE EN LORRAINE AU DÉBUT
DU DIX-SEPTIÈME SIÈCLE

Au cours du seizième siècle, la pharmacie en Lorraine et en particulier à Nancy nous apparaît comme une profession privilégiée. Les apothicaires sont des bourgeois influents, honorés de leurs concitoyens, estimés à la cour, et certains furent même anoblis par nos ducs en récompense de services rendus, services réels, et non, comme il advenait parfois pour la collation des charges et dignités, services déguisant de basses intrigues.

Bien que n'ayant pas encore reçu son organisation, œuvre du siècle suivant, notre corporation possédait cependant des règlements nettement établis, mais le plus souvent inobservés.

Ces règlements furent créés, après une commune entente, entre le corps des médecins et celui des apothicaires; ils plaçaient ces derniers sous la surveillance des premiers. Cette tutelle semble en vérité assez douce, car jamais, à notre connaissance, nous ne trouvons de ces querelles mémorables, comme celles qui ont troublé les rapports des deux corporations dans de nombreuses villes de France et en particulier à Paris, où Guy Patin menait la lutte d'une façon assez discourtoise.

Ce Guy Patin (¹), médecin des plus célèbres, auquel on ne peut dénier, comme écrivain épistolaire, de grandes qualités, mais homme de courte vue, sectaire borné et têtu, au demeurant savant plutôt médiocre, se révéla sans contredit le plus ardent persécuteur des apothicaires. Par rancœur, par ignorance peut-être, certainement par le désir de se singulariser et de conquérir par le bruit, à défaut du talent, une certaine illustration, de nombreux médecins se constituèrent ses disciples et ses tenants, et, exagérant encore les idées du maître, en vinrent à faire table rase de leurs connaissances professionnelles, péniblement amassées, pour ne plus prescrire à leurs clients ingénus que de l'eau pure et du sirop innocent de roses pâles. Pauvres médecins! pauvres apothicaires! mais surtout pauvres malades! Guy Patin, en son absolutisme, se montra le détracteur obstiné de l'antimoine, des quinquinas et de tous ces remèdes dont la vertu est depuis longtemps éprouvée, attaquant, en outre, dans son propre domaine, la théorie sur la circulation du sang, en un mot niant les plus belles découvertes du génie humain, leurs plus bienfaisantes applications.

Cette persécution, limitée à de simples dissertations, eût

____

(1) E. GRAVE, *État de la Pharmacie en France avant la loi du 21 germinal an XI.* Mantes, 1879, in-8 de 213 pages, p. 157 et suiv.

été funeste à coup sûr, mais nullement désastreuse pour la corporation des maîtres apothicaires. Il fallait troubler le public et atteindre la clientèle. En cette vue, fut publié, sous les auspices de Guy Patin, *Le Médecin charitable* de Guybert, ouvrage de vulgarisation scientifique qui séduisit par sa clarté, son étrangeté, un faux air de science hardie et nouvelle.

En demandant à une thérapeutique de famille — et aux médecins adeptes de ce système — la guérison de leurs misères, les malades réalisaient de ce chef une notable économie. Comment ne pas adopter une méthode aussi avantageuse à la parcimonie du paysan et du petit bourgeois? La science et la capacité du médecin ne se mesuraient plus, comme parfois de nos jours, à la longueur des ordonnances... Les apothicaires pâtirent cruellement de ces attaques et la profession périclita. Parallèlement, Guy Patin prospérait. Par sa grande renommée, il devint bientôt doyen de la Faculté, triomphant bruyamment de ses ennemis, les apothicaires, et de ses confrères, les médecins, qui par honnêteté ne l'avaient pas suivi dans son brutal entêtement, et, hommes de science avant tout, se plaisaient à rechercher la vérité avec une curiosité ouverte à tous les travaux, sans distinction de personnes ni de méthodes. Guy Patin voulait être cru aveuglément, écouté sans objection et suivi sans retour ni hésitation.

Son triomphe cependant fut de courte durée. Bientôt, en effet, la création d'une *Chambre royale de médecine* (1673) devait discipliner les esprits turbulents, maîtriser les sectaires et, lentement, restaurer la vieille pharmacopée de nos aïeux, au moment où ses détracteurs intéressés la croyaient à tout jamais anéantie.

Le tempérament prudent et réservé des Lorrains, leur bon sens un peu méfiant envers les novateurs, leur esprit traditionaliste, les préservèrent heureusement de pareils errements qui ne pouvaient être que préjudiciables à la santé publique, en dressant les médecins en face des apothicaires, alors au contraire, que le parfait accord entre les deux professions est indispensable à la confiance et au salut des malades. Grâce à une mutuelle bienveillance, à peine démentie de loin en loin par quelques heurts inévitables, jamais querelle de ce genre ne vint troubler, à Nancy, les esprits ou défrayer la chronique ; jamais obstacle ne fut suscité, où se fût brisée, comme ailleurs, notre vieille corporation, qui put vivre et prospérer, conformément au système en vigueur pendant toute la durée du Moyen Age.

Avant de « lever » (¹) et tenir boutique de maître apothicaire, il fallait faire un long apprentissage, ensuite passer devant les maîtres assemblés, en présence des représentants du corps des médecins, un examen rigoureux témoignant de capacités suffisantes, enfin exécuter le chef-d'œuvre prescrit. Alors seulement, après avoir satisfait à ces multiples épreuves, le postulant était admis à jouir des droits et avantages appartenant à la corporation.

Mais les règlements tombaient bientôt en désuétude, faute de statuts pour les consacrer, et fréquemment certains apprentis, au terme de leurs études, « levaient et tenaient boutiques ouvertes » sans avoir au préalable subi les examens ni fourni le chef-d'œuvre accoutumé. Ce dont auront souvent à se plaindre les maîtres apothicaires, justement irrités contre ces intrus, et déjà occupés à pourchasser les nombreux parasites, tels que chirurgiens, « triacleurs » (²),

----

(1) Ouvrir.

(2) Charlatans, empiriques, colporteurs débitant de la thériaque :

> Tous ces beaux suffisants dont la cour est semée
> Ne sont que *triacleurs* et vendeurs de fumée.
> (Mathurin RÉGNIER, *Satires*, XIII.)

coureurs, charlatans, droguistes, épiciers, herbiers, religieux et marchands de toute sorte qui s'abattaient — les temps ont-ils donc changé? — à la curée de leur profession.

*
* *

APERÇU HISTORIQUE CONCERNANT LA MAISON DE LORRAINE AU DIX-SEPTIÈME SIÈCLE

Avant de commencer cette étude sur la pharmacie au dix-septième siècle, il nous a semblé utile, et même indispensable, de donner ici un court historique touchant la Maison de Lorraine à cette époque et de parler brièvement des divers personnages que, tour à tour, nous sommes appelés à rencontrer.

Nous sommes arrivés à une période critique pour notre pays, auparavant prospère sous de bons princes ; la guerre, la famine et la peste décimèrent bientôt nos malheureuses populations. Les villages en ruines se désertèrent ou réduisirent leurs feux à 20 ou 30 « conduits »; les champs, fertilisés par le labeur de nos aïeux, retournèrent à la friche des solitudes, faute de bras pour les cultiver. Pendant la guerre de Trente ans, en particulier, la Lorraine, foulée par les reîtres et soudards des deux partis, connut les pires calamités, sans égaler toutefois les horreurs vécues de nos jours. Ce fut le temps où Callot crayonnait pour la postérité ses loqueteux qui vécurent parmi nos ancêtres, où saint Vincent de Paul étendait sur notre province le manteau de sa charité... La vie sociale, on le conçoit, fut troublée profondément et la perturbation affecta les institutions les plus solides. Les maîtres apothicaires, hier organisés, participèrent au désarroi général. Mais il ne nous appartient ni de résumer une époque, ni de présenter un tableau : nous avons voulu, simplement, situer cette étude. Nous devons à présent, sans relater leurs gestes, ni même tracer en général leur caractère, identifier les personnages dont le nom figurera au cours de ces pages.

Charles III, le plus grand de nos princes et le fondateur de la Ville-Neuve, monta sur le trône de Lorraine en 1545 et, après un règne éclatant, mourut en 1608 (¹). Son fils Henri II, prince bon, mais faible, lui succédait le 14 mai 1608 pour mourir le 31 juillet 1624, laissant deux filles :

1° Nicole de Lorraine, née le 3 octobre 1608 et mariée le 23 mai 1621 à Charles de Lorraine, le futur Charles IV;

2° Claude de Lorraine, née le 15 octobre 1612 et mariée le 17 février 1634 à Nicolas-François de Lorraine, dont les noms se rencontreront plus loin. Ce duc Henri II, avec sa veulerie et son tempérament maladif, eut un règne assez effacé. Il donna à ses États la paix dont il avait besoin lui-même pour se soigner : mais il sut conserver du moins ce que son père avait créé, et, ce qui nous intéresse particulièrement, il conféra ses règlements à la corporation des maîtres apothicaires, sur la demande, il est vrai, de ces derniers. A ce titre, le pâle Henri II est pour nous une figure. Si nous voulons le connaître plus intimement, comme aussi nous initier aux mœurs assez primitives de cette époque pourtant brillante, nous nous référerons au livre de M. Hippolyte Roy : *La Vie à la cour de Lorraine sous le duc Henri II* (²).

Au duc Henri II succéda, le 31 juillet 1624, Charles IV,

____

(1) Le duc Charles III avait épousé Claude de France. Le duc Henri II était ainsi le petit-fils du roi Henri II et de Catherine de Médicis.

(2) Cf. Hippolyte Roy, *La Vie à la cour de Lorraine sous le duc Henri II* (1608-1624); *Tableau des mœurs au XVIIe siècle*. Paris-Nancy, Berger-Levrault, 1914, grand in-8 de 210 pages.

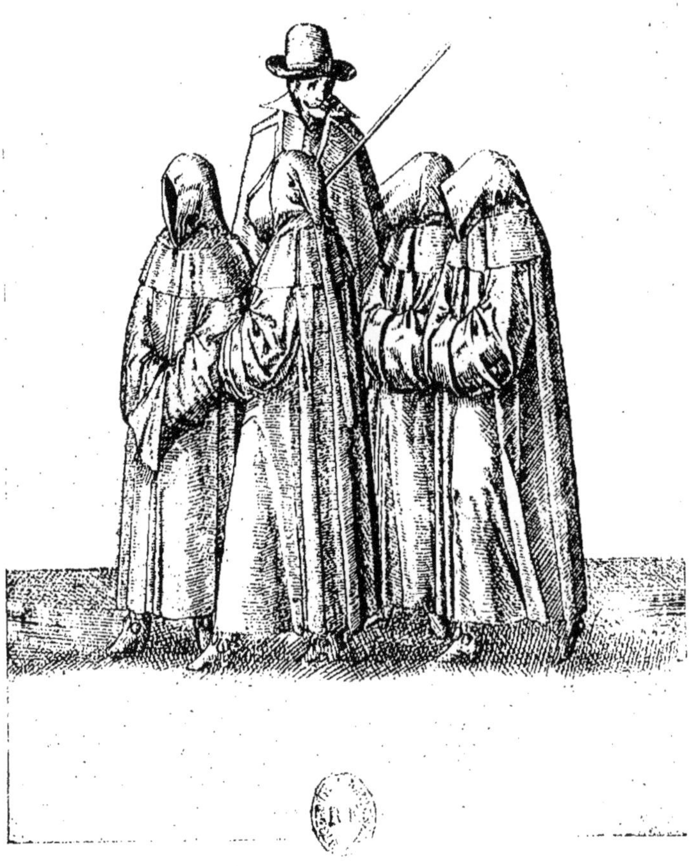

POMPE FUNÈBRE DE CHARLES III, DUC DE LORRAINE

LES CHIRURGIENS JEAN VINCENT, JEAN FOLLIET, DOMINIQUE DENTRÉE

ET JEAN LE SAULCCURT, APOTHICAIRE ORDINAIRE DE SON ALTESSE

(Arch. M.-et-M., B 1308, fo 169.)

son gendre et son neveu, lequel, loin de jouer, comme son prédécesseur, un rôle des plus modestes, accusera bientôt une personnalité des plus inquiétantes, se jetant, avec sa fortune, à travers les plus graves événements. Né le 5 avril 1604, le futur partenaire de Richelieu était le fils de François, comte de Vaudémont, et de Christine de Salm (1). Après avoir épousé sa cousine Nicole de Lorraine, duchesse légitime, il régna d'abord conjointement avec elle, puis, abusant de la faiblesse et de la nonchalance de cette dernière, héritage du doux Henri II, il parla en maître et, avec la complicité de son père, duc intérimaire sous le nom de François II, accapara entièrement le pouvoir, dont il devait faire un si funeste usage. Nous le retrouverons tantôt sur le chemin de l'exil.

Son père, François de Vaudémont, frère du duc Henri II, eut en outre trois autres enfants, un fils et deux filles :

1° Le cardinal Nicolas-François de Lorraine, qui remit son chapeau en 1634 pour épouser, comme nous l'avons vu plus haut, sa cousine Claude de Lorraine. Il fut par instants, comme le père, au début du règne, duc intérimaire, lorsque les imprudences de son frère obligeaient ce dernier à se dérober, sans tromper d'ailleurs le redoutable adversaire, auquel ce petit manège ne pouvait imposer. Comme négociateur auprès de Richelieu, il montra du courage et, parfois, une certaine habileté. A Nicolas-François il était réservé de perpétuer la race de Gérard d'Alsace, que le duc Charles IV laissait éteindre;

2° Henriette de Lorraine, née le 16 avril 1605 et mariée, le 23 mai 1621, à Louis de Guise, baron d'Ancerville, comte de Boulay, prince de Phalsbourg, fils naturel du cardinal de Lorraine, assassiné à Blois, et d'Aimerie de

---

(1) Christine était fille de Paul, comte de Salm, et de Marie Le Veneur.

Lescheraine, dame de Grimancourt. Caractère et tempérament de belle frondeuse ;

3° Marguerite de Lorraine, née en 1613, laquelle épousa secrètement, le 3 janvier 1632, Gaston d'Orléans, frère de Louis XIII. Cette aventure devait précipiter les événements dont notre pays fut le théâtre.

En 1633, après le siège de Nancy, la capitale de la Lorraine fut occupée par les Français et, non sans dignité, le duc Charles IV se retirait en Belgique avec sa petite armée. Ses États furent donc administrés au nom du Roi, représenté par un gouverneur. Cette situation devait durer, Richelieu ayant atteint le but depuis longtemps poursuivi. Les transactions, pour accommoder les intérêts, seront illusoires, tel le traité de Saint-Germain-en-Laye, sitôt signé, sitôt contesté.

Le traité de Montmartre, conclu le 6 février 1662, devait dans une certaine mesure apporter une solution à cette équivoque. Aux termes de cet instrument, le duc Charles IV cédait ses États à la couronne de France moyennant la reconnaissance du titre de prince royal qui lui conférait des droits éventuels, combien hypothétiques, à la couronne des Bourbons, et la jouissance viagère de ses duchés. Ce rêve, à défaut de la réalité, pouvait séduire un prince ambitieux, auquel le malheur avait laissé quelques illusions ; mais ses sujets, dont il disposait à son gré, ne partageaient aucunement la même satisfaction. Ces loyaux Lorrains, ayant donné leur foi au prince légitime, entendaient lui rester fidèles, envers la fortune et envers lui-même. Inconscient de son acte, ou du moins de sa portée, Charles IV revint alors en cette Lorraine dont il reniait le passé et consacrait de sa signature les nouvelles destinées. Ce fut le 6 septembre 1663, date de sa seconde entrée en sa capitale. A ce moment, narre, en une brochure, M. Justin Favier, il songeait, comme intermède, à épouser Marianne Pajot, fille de l'apothicaire de Mlle de Montpensier (1). Mais ce mariage fut empêché au dernier moment par le roi de France, qui opposa son autorité à cette irrévérence et qui « dans la proximité de cette funeste alliance — écrit un contemporain — apporta quelque ordre à ce désordre, faisant loger cette petite créature dedans un monastère ». Le vieux duc, déjà septuagénaire, résista à cet obstacle avec un entêtement sénile, qui se traduisit en épanchements plutôt acerbes. A la boutade du Roi, disant que, époux de Marianne Pajot, le duc devrait ajouter une seringue à ses armes, Charles IV répondit avec une tranquille audace : « J'y aurais mis trois fleurs de lys au bout, et cela eût parfaitement ressemblé au sceptre de Votre Majesté (2)! » Le front olympien du Roi-Soleil, dont la grandeur courbait le buste des courtisans et glaçait sur les lèvres la parole du favori, dut se froncer à cette impertinence : le corps des maîtres apothicaires, couvert du mépris royal, était vengé...

Il était écrit au livre du destin que la corporation devait être mêlée encore à la vie galante du bon duc. Ce dernier avait pour entremetteuse une matrone de notre ville, la femme du maître apothicaire La Haye, dont le nom se retrouvera ultérieurement. Que la corporation dont chacun des membres est sans tache jette à la nôtre la première pierre !

Charles IV devait résider dans ses États jusqu'en 1670. A cette époque, il est obligé, par ses imprudences, de les

---

(1) Marie-Louise d'Orléans, duchesse de Montpensier, la *grande Mademoiselle*, fille de Gaston d'Orléans et de Marie de Bourbon, duchesse de Montpensier, sa première femme.

(2) Justin FAVIER, *Notes et Documents sur la vie privée de Charles IV, duc de Lorraine, tirés des papiers de son confesseur.* Nancy, Voirin, 1895, p. 2 et 13.

quitter à nouveau pour ne plus les revoir et mourir en exil à Allenbach (Palatinat) le 18 septembre 1675, à l'âge de soixante et onze ans, après avoir régné effectivement de 1624 à 1633, et de 1664 à 1670. En 1673, Louis XIV vint en personne à Nancy et alors la Lorraine connut une nouvelle occupation pendant de longues années.

A Charles IV succède son neveu Charles V, fils de Nicolas-François et de Claude de Lorraine, dont le mariage, nous le disions, assura la perpétuité de la race de nos ducs. Le jeune prince régna nominalement, étant exilé de ses États. Il se fixa à Vienne, batailla contre les Turcs — les temps ont changé depuis et le mécréant est un allié — et mourut à Wels, près de Vienne, le 18 avril 1690, à l'âge de quarante-huit ans, laissant, pour succéder à ses droits au trône de Lorraine, son fils Léopold.

Le traité de Ryswick, en 1697, rendit à ce dernier le duché de Lorraine. Le duc fit son entrée à Nancy le 17 août 1698, entrée retardée par la mort de sa mère, Marie-Éléonore d'Autriche, survenue à Vienne le 17 décembre 1697. Il figurera sur les chartes, mandements et lettres patentes, avec le titre de Son Altesse Royale, titre reconnu par l'Empereur et confirmé enfin par Louis XIV, au grand scandale de Saint-Simon. Léopold mourut le 27 mars 1729, âgé de quarante-neuf ans.

Parmi les personnages secondaires, dont le nom se rencontrera, citons encore le cardinal Charles de Lorraine, évêque de Metz et de Strasbourg, frère puîné du duc Henri II, et Henri de Lorraine, marquis de Moy, comte de Chaligny, appartenant à une branche cadette de la maison ducale (¹).

---

(1) Christian PFISTER, *Histoire de Nancy*. Paris, Berger-Levrault, 1902, 1908, 1909, t. II, p. 523-537; t. III, p. 1-191 et suiv.

*
* *

AVANT LA RÉGLEMENTATION

Parmi les documents et les archives que nous avons consultés pour établir cette étude, le mot plus moderne de pharmacie désigne déjà au dix-septième siècle l'art et la profession des apothicaires, mais eux-mêmes ne sont jamais nommés pharmaciens. Leur officine se qualifie simplement la « boutique d'apothicaire » et la désignation apothicairerie est réservée aux meubles, souvent très luxueux et très coûteux, dans lesquels les particuliers plaçaient les drogues et médicaments pour en user régulièrement, aux jours prescrits. On possédait à cette époque une apothicairerie comme un prie-Dieu ou un bahut, et les vieilles armoires lorraines de si beau style, à en juger par les exemplaires conservés au musée de notre palais ducal, étaient indignes de recéler les juleps, les opiats ou les magdaléons. Les bois précieux des Iles revêtaient ces meubles parfois joliment marquetés, le satin de Bruges ou de Florence les garnissait intérieurement. Les bourgeois eux-mêmes se piquaient de montrer à leurs amis ces jolies cassettes, en leur tendant une boîte pleine de dragées musquées de Verdun ou en leur présentant pour la collation de la confiture de coings (cotignac), de pommes, de groseilles ou d'abricots.

Le duc Henri II avait fait son favori du sieur André des Bordes, né Abraham Racinot, son premier valet de chambre. Ce parvenu devint écuyer, seigneur de Gibeaumeix, Gonvaux, Herstroff, Hanslingen et autres lieux. Mais la fortune est inconstante, surtout au seuil des palais, et les Fouquet se rencontrent ailleurs qu'à Versailles, pour le soulagement de la morale publique. Charles IV, à peine monté sur le trône, accusa le favori de sorcellerie, crime alors irrémissible, et le fit envoyer au bûcher, après avoir confisqué ses biens et saisi ses domaines. Or, à la vente des meubles ayant appartenu au sieur Abraham Racinot, la duchesse acquit, au prix de 270 francs, une apothicairerie en ébène, comme de son côté la femme de l'apothicaire Louviot une camisole de taffetas, et le sieur Claude Gaspard, un maître apothicaire dont le nom nous sera bientôt familier, un damier en ébène, et, pour 22 francs, « un tableau de l'ymage de Nostre-Dame », patronne de la corporation (¹). Ces apothicaireries provenaient en général de la foire de Saint-Nicolas-de-Port, qui se tenait annuellement aux termes de Noël et de la Saint-Jean, et elles étaient importées par les marchands de Bâle, de Strasbourg ou de Francfort.

La pharmacie avait donc acquis à cette époque une haute importance ; ces créations, dont le nombre se multiplie, nous le laissent présager. Nous sommes, en effet, au dix-septième siècle, et nos pères entretenaient leurs corps en bonne santé par une copieuse médication. Les personnages de Molière se rencontraient à la cour et à la ville, et, si les médecins et les apothicaires de ses comédies nous paraissent un peu chargés, les nôtres, avec la même conviction et une meilleure tenue peut-être, infligeaient à leurs malades les mêmes clystères et les mêmes purgatifs. Nous établirons plus loin, par la publication de divers mémoires, quelle était la journée de nos pères, assaillis sans relâche, du matin au couvre-feu, par un emplâtre à revêtir, un breuvage à avaler, ou bien un lavement à essuyer. La chaise percée, elle aussi, tendue de velours ou de satin, riposte à l'apothicairerie d'argent et d'ébène (²). Notre art, il faut le reconnaître, était alors un peu indiscret et un peu encombrant.

------

(1) Archives M.-et-M., B 1454, mars 1625.

(2) « Une apoticairerie avec ung cabinet d'ivoire et laditte apoticairerie garnie d'argent = 1.000 francs pièce. » — Mémoire de Jacques Minille,

La situation devait amener les maîtres apothicaires à solliciter des statuts et règlements qui sanctionnassent leur autorité et leur permissent de se grouper en un corps solidement organisé. Il était indispensable, pour leur renom, que les positions fussent fortement assises, que les membres de la corporation présentassent les meilleures garanties, que fussent écartés les intrus, funestes parasites attachés aux organismes les plus vigoureux. Les maîtres apothicaires reconnaissaient cette nécessité et, dût leur liberté subir de ce chef quelques entraves, adressaient au pouvoir les plus pressantes requêtes, pour obtenir un régime départageant leurs droits et leurs obligations.

*
* *

DÉCRET DU DUC HENRI II DU 27 JANVIER 1615

LIMITATION DES PHARMACIES

Un premier essai fut tenté sous le duc Henri II. Un décret du 27 janvier 1615, donnant satisfaction aux vœux répétés des maîtres apothicaires, frappait les boutiques toujours plus nombreuses, ouvertes indûment, en excluant de la corporation les gens qui exerçaient notre profession sans offrir les garanties suffisantes, ni avoir rempli les conditions

---

marchand droguiste à Bâle. Archives M.-et-M., B 1841, mandement du 30 décembre 1620.

« Pour garnir une petite apotiquairerie, 1/2 onse confection Alckermés = 5 francs. » — Archives M.-et-M., B 1841, mémoire de Jean Pavé, certificat du 15 mars 1622.

« Délivré à l'apoticaire de Son Altesse troys aulnes de satin vert fort de Bruges, à garnir une petite cassette, à mestre l'appoticairerie de Son Altesse. » — Archives M.-et-M., B 1377, mémoire de Henry Philippe, certificat du 8 février 1616.

nécessaires, pour le plus grand danger de la santé publique et le discrédit de notre art lui-même.

Par ce décret, il était permis aux maîtres apothicaires, non seulement de provoquer la fermeture des pharmacies ouvertes depuis le mois d'octobre 1611, mais encore il était fait « déffence à tous autres d'en lever ny ouvrir de mesme art jusqu'à ce qu'il seroit autrement pourvueu et ordonné par le règlement qui se doit faire pour la Maistrise » (¹).

Nos devanciers recevaient donc toute satisfaction et rien ne devait entraver, en principe, leur monopole, ainsi reconnu et protégé. Mais le décret devint bientôt caduc, faute de sanction prévue et appliquée envers les gens qui trafiquaient de la santé publique, sans vergogne. Ils furent un instant désemparés, mais, assurés bientôt de pouvoir sans dommage continuer leur industrie, ils relevèrent la tête, et les boutiques, prudemment fermées, se rouvrirent impunément. De l'échec de cette tentative, la position des délinquants se trouva même fortifiée et ils devinrent plus dangereux et plus entreprenants que jamais.

De leur côté, les maîtres apothicaires ne renonçaient nullement à la lutte ; ils avaient à cœur de défendre leurs intérêts contre ces empiétements et de maintenir la bonne renommée de leur corporation qui pouvait se trouver compromise par ces intrusions.

----

(1) Cité dans le décret du 21 avril 1623. — Bibliothèque du Musée Lorrain de Nancy, Registre des maîtres apothicaires, fol. 2.

*
* *

DÉCRET DU 21 AVRIL 1623

CONFIRMATION DU DÉCRET DU 27 JANVIER 1615
AVEC ADJONCTION DE MESURES RÉPRESSIVES

Les maîtres apothicaires présentèrent donc au duc Henri II « humble requeste et supplication pour obvier aux abus et inconvénients qu'insensiblement se glissoient en l'exercice du dit Art d'appoticaire à l'interest notable du public et préiudice d'un chacun en particulier » (¹). Ils réclamaient, non plus un vague règlement aussitôt périmé, mais bien un instrument appuyé de sanctions assez énergiques pour le faire respecter; ils demandaient, à juste raison, qu'il fût défendu à ceux sortant récemment d'apprentissage d' « ouvrir et tenir boutique » sans avoir subi l'examen rigoureux « en tel cas accoustumé » qui témoignât de leur capacité, ni exécuté au préalable le chef-d'œuvre prescrit. Ces conditions une fois remplies, alors seulement le postulant était apte à tenir boutique et à jouir des droits appartenant à la corporation.

Ces requêtes, qu'il s'agisse de statuts, de pensions ou de libéralités à obtenir, se ressemblent, comme on peut le voir, en feuilletant les pièces innombrables de la Chambre des Comptes de Lorraine, et la formule, en sa généralité, épouse successivement les réalités les plus disparates.

Ainsi, font observer judicieusement les « remonstrants » en leur supplique, « le vice et ignorance prenant petit à petit cours, il seroit difficile de les desraciner et coupper chemin à l'advenir aux accidents et inconvénients quy en dériveroient » (²). Ceci est parler sagement, et le bon duc,

____

(1) Registre des maîtres apothicaires, p. 1.
(2) *Ibid.*

en sa justice, était incité à octroyer ces règlements dont le besoin se montrait si manifeste. Aussi reconnaissait-il que des choses demandées il « ne pouroit procéder qu'une utilité publique » et confirmait-il, à la date du 21 avril 1623, le décret du 27 janvier 1615, s' « inclinant bénignement et favorablement à ce que les ditz apothicaires requièrent ». Il reconnaissait le profit évident qui devait dériver de ces dispositions : « Voir que ce sera donner occasion aux apprentifz de se perfectionner et d'acquérir une science certaine de la pharmacie pour deuement servir au public. »

Les lettres se terminaient par la formule banale que, de leur écriture régulière et impersonnelle, les scribes avaient coutume de tracer en finale de leurs copies.

Recours était adressé aux « Baillifs, Procureurs généraux, Prévostz, leurs lieutenants et substitutz et à tous autres nos officiers et justiciers — est-il inséré — contre tous ceux qui indûment viendront « s'immisser à l'exercice du dit art ». Et, en manière de consécration, que les autorités « laissent et souffrent jouyr plainement et paisiblement les dits Maistres Appoticaires sans permettre n'y souffrir qu'ils leurs soit fait, mis ou donné aucun empéchement, au contraire. Car ainsi nous plaist ». Ce texte est visiblement inspiré des ordonnances des rois de France et la formule du « bon plaisir » est purement et simplement décalquée.

Les maîtres apothicaires obtenaient ainsi un règlement provisoire, destiné à remédier aux abus les plus criants, en attendant qu'il leur fût octroyé des statuts, qui demandaient une longue expérience et une laborieuse préparation. Le provisoire, assure un proverbe, est durable, du moins en notre pays, tandis que, réciproquement, les conventions les plus fermes deviennent rapidement désuètes. Les apothicaires connurent, à leur détriment, le bien-fondé de ce dicton, et, las un jour de leur vaine attente, ils recoururent encore à la bénignité de Son Altesse, sollicitant cette fois une réglementation définitive par l'institution d'une maîtrise, organe indispensable à toute corporation.

Ce qui était octroyé aux bouchers, menuisiers, chausse-tiers et passementiers ne pouvait être refusé aux apothicaires, et les garanties qui se présentaient pour une paire de souliers en cuir de vache ou une armoire en bois de chêne devaient préserver de la malfaçon les médicaments, dont la mauvaise préparation eût présenté un danger public. Cette insistance des apothicaires à demander une organisation fait le plus grand honneur à la corporation. Avec leur intérêt personnel, ils défendaient celui du public, comme d'ailleurs ils prennent soin de le répéter en leurs requêtes successives. En cela, ils agissaient, après une entente avec le corps des médecins, reconnaissant les uns et les autres qu'ils doivent s'entr'aider et non se combattre.

*
* *

RÈGLEMENT DU 20 AVRIL 1624

RÉCEPTION A LA MAITRISE

EXERCICE DE LA PHARMACIE PAR LES VEUVES DES MAITRES APOTHICAIRES

Le duc, volontiers attentif aux doléances parfois pressantes de ses sujets, recevait la supplique avec sa bonté accoutumée; il souscrivait à ces desiderata et consentait à ce que la question fût examinée en commun, afin de recevoir la meilleure solution. Le document dont nous nous occupons à présent porte la date du 20 avril 1624; il est signé d'une part par honoré sieur François Fournier, docteur en médecine, avec procuration de tous ses autres confrères les médecins, et d'autre part par noble Marc de

Billaut, apothicaire de Son Altesse, ayant également procuration de tous les autres apothicaires. Ces deux noms se rencontreront fréquemment, par la suite, sous notre plume. Chacun des articles fut examiné, débattu contradictoirement, puis finalement accepté. Une courte analyse de cet instrument nous permettra de connaître sous quel régime allaient vivre désormais — toujours provisoirement — les apothicaires de Nancy, que chacune de leurs requêtes rapprochait du but à atteindre, jusqu'au moment où leur persévérance obtiendrait enfin gain de cause.

Nous semblerons, parfois, nous répéter : mais nous sommes en présence d'un brouillon qui se recommencera jusqu'à la rédaction définitive : ces lettres patentes de 1665, qui contiendront la base de nos modernes règlements.

Le présent règlement est déjà plus étendu. Après un apprentissage de trois ans, le postulant devait passer deux examens et subir une épreuve pratique.

Le premier examen avait pour objet la connaissance et la préparation des médicaments et durait quatre heures, ce qui constitue, on le voit, une longue séance, au cours de laquelle le futur apothicaire avait le loisir de démontrer sa capacité ou son ignorance.

Le deuxième, appelé « les herbes », se passait de mai en juin, dans un jardin ou « beau prey » où croissaient quantité de simples. Nos étudiants en pharmacie qui explorent nos forêts lorraines pendant la belle saison, la boîte verte en bandoulière, sont les continuateurs de ces dignes apprentis, nullement, on le voit, inférieurs à leur profession. La flore de notre pays a créé les savants et les artistes, et la science, comme le Beau, a, suivant la parole du maître nancéien Émile Gallé, « sa racine dans la forêt ».

L'épreuve pratique, le « chef-d'œuvre », comme il se dénommait, se composait de cinq préparations, savoir : un électuaire solide, une confection liquide « comme Hameck ou autre », un sirop, un emplâtre, un onguent.

Le jury était formé de tous les maîtres apothicaires, des médecins de la cour et de la ville, ou tout au moins de leurs représentants. Une telle assemblée, appelée à juger de la capacité et suffisance des postulants, était bien propre à inspirer la confiance la plus absolue et à consacrer avec autorité ceux qui allaient être à leur tour les dispensateurs de la santé publique. Aussi voyons comment, avant de prendre une décision, les examinateurs multipliaient les garanties. Chacun engageait sa responsabilité et jugeait avec sa conscience comme avec ses lumières. De ces avis particuliers, recueillis et discutés, les maîtres apothicaires tiraient une détermination, rapportée aux médecins, qui opinaient à leur tour. Les membres de ce jury étaient connus pour leur honorabilité et nulle faveur ne devait vicier ces examens; à chacun selon ses connaissances. L'aspirant était proclamé, à la majorité des voix, capable de remplir la profession de maître apothicaire, et, en recevant ce titre, il prêtait le serment de fidélité, requis en pareil cas. Il jouissait alors des mêmes droits, privilèges et franchises que les autres maîtres dont il devenait le compagnon.

La seconde partie du règlement visait l'exercice de la pharmacie par les veuves des maîtres apothicaires. Notre profession étant à la fois un art et un négoce, cette dualité nécessitait une disposition particulière. On ne pouvait déposséder la compagne du maître défunt, associée, de son vivant, à la tenue de la boutique, et pourvue à la longue des connaissances les plus étendues. Mais quelle que fût son instruction, la veuve ne pouvait prétendre aux mêmes droits, vis-à-vis de la corporation. Aussi le règlement, en lui permettant d'exercer, sa vie durant, l'art et l'état d'apothicaire, lui adjoignait-il « un maître valet », qui devait être agréé par le corps des médecins et la communauté des apothicaires.

Ces valets pour être acceptés devaient eux aussi subir un examen, mais beaucoup moins rigoureux; on les interrogeait avec attention sur les drogues simples et composées et sur l'exécution des prescriptions médicales et pharmaceutiques, afin de juger de leur aptitude à les exécuter convenablement. Néanmoins comme ils ne devaient jamais parvenir à la maîtrise, le chef-d'œuvre ne leur était pas imposé (¹).

*
* *

RÈGLEMENT DU 2 AVRIL 1626

LA CONFRÉRIE DES MAITRES APOTHICAIRES

Au Moyen Age, en Lorraine comme partout ailleurs, les associations industrielles revêtaient un caractère essentiellement religieux et les corporations étaient en même temps des confréries placées sous le vocable d'un saint patron. La Saint-Fiacre, la Sainte-Barbe, la Saint-Éloi, la Saint-Crépin et autres fêtes où le brave ouvrier se souvient, une fois par an, du vieil artisan, restent, parmi notre société, si différente en apparence et parfois si voisine de sa devancière, comme un vestige attardé de ces vieilles institutions. En étudiant un cas particulier, nous évoquons la vie de toutes ces collectivités, identiques comme esprit et comme organisation.

Le règlement de la confrérie des apothicaires de Nancy fut établi définitivement le 2 avril 1626; il fut signé par tous les maîtres composant la corporation et dont suivent

---

(1) Registre des maîtres apothicaires, p. 16-18.

les noms : C. Gaspard, D. Rousselle, C. Breton, M. Rousselle, J. Pavé, Henry Didier, Cailley, Michel, Frehel, C. Lepage, P. Voirin, Poirot, N. Lambert, J. de Belleau, C. Rousselle, F. Sommes, J. Barot, Grillot, N. Le Royer, Charles Lalement, R. Boïlot, R. Thyriet, Le Jeune, La Haye, Gravelles, Georges Gaston, C. Lambert.

Ainsi, nos obscurs devanciers ont surgi un jour de la poussière des archives, où ils étaient depuis si longtemps ensevelis, pour retomber bientôt dans un oubli éternel; comme nous un peu plus tard, nous qui sommes pour un instant les dépositaires de leur art, perfectionné, mais non, en général, infirmé par la science. Notre époque a accumulé les découvertes et réalisé les progrès les plus surprenants. Mais on oublie parfois ceux qui nous ont précédés et nous verrons ainsi, plus loin, que la pharmacie moderne a hérité de ces humbles un grand nombre de ses remèdes les plus bienfaisants.

Aux termes de ce règlement, les maîtres apothicaires promettaient, sur leur foi et conscience, de faire tenir et observer de point en point selon leur forme et teneur les articles dudit instrument, qui, pour eux, devenaient une sorte de charte.

Ils s'engageaient, selon la formule, « de les avoir pour agréable, ferme et stable sans jamais aller au contraire directement ny indirectement ». Ils en donnaient comme garant leur honneur, et au besoin leurs biens. Des sanctions étaient établies contre ceux qui failliraient à leurs engagements et les amendes se multipliaient pour maintenir le bon ordre au sein de la corporation.

Ce document attribuait à la confrérie, comme patronne, la Très Sainte Vierge Marie, sous le vocable de la Nativité, à laquelle date, le 8 septembre, devait se célébrer la fête de la corporation des maîtres apothicaires. Ce jour, vers les

9 heures, se chantait une « haulte messe », en cette chapelle des Cordeliers, où repose la cendre de nos ducs et que le temps a respectée, pour la livrer intacte encore à nos méditations et à notre piété, comme au temps déjà lointain où Claude Gaspard, Jean Pavé ou Marc de Billaut courbaient leur front au tintement de la clochette, agitée par la main d'un enfant de chœur.

A cette messe, tous les apothicaires de Nancy devaient assister sous peine de subir une amende de 3 gros, soit 25 centimes de notre monnaie (¹). La sanction, on le voit, était bénigne, établie pour donner une forme à une obligation à laquelle personne, en ces siècles de foi, ne songeait à se soustraire. La veille de la solennité, vêpres qui requéraient pareillement la présence des maîtres apothicaires, et celui dont la place restait vide au milieu de ses confrères devait payer une amende de 1 gros au profit de la confrérie. Le lendemain, au même lieu, messe de *Requiem,* célébrée pour les défunts confrères et défuntes « conseurs », ces veuves assimilées pour les honneurs et pour le souvenir aux époux dont elles avaient tenu la place avec dignité. Les maîtres devaient assister à cette commémoration, sous peine d'encourir une amende de 2 gros, applicable comme dessus. Ce pieux usage se perpétue de nos jours, surtout dans les campagnes, et le glas succède, pesant, aux joyeuses volées de la veille. Le culte des morts est toujours associé pieusement aux fêtes patronales.

Le premier lundi de chaque mois se disait encore une messe en la même église, à laquelle tous les maîtres devaient se rendre, sans aucune exception, sous peine de 2 gros d'amende. Les membres de la corporation se trouvaient ainsi rapprochés en une communion plus étroite,

---

(1) Le franc valait 12 gros et le gros 16 deniers.

propre à fortifier leur solidarité, à leur inspirer un dévouement réciproque.

Au décès des maîtres ou de leurs femmes, la confrérie était obligée de faire célébrer un service pour le repos de l'âme du trépassé, et les maîtres apothicaires assistaient en corps à son enterrement.

Pour subvenir aux frais, luminaire, salaire des gens d'église et autres dépenses, chaque maître devait verser annuellement, en manière de cotisation, 12 gros, au jour de la Nativité. Cet apport individuel venait grossir le fonds de communauté, constitué, aussitôt la signature du présent règlement, avec une taxe de 2 francs, imposée à chacun des membres, indistinctement. En outre, pour entretenir la caisse de la corporation, chaque aspirant, sitôt sa réception à la maîtrise, devait verser 4 écus marchands, soit 16 francs. Enfin, les amendes encourues pour infractions au règlement apportaient encore quelques deniers à la masse; elles devaient se payer à la première réclamation, entre les mains du maître de la confrérie, élu, à la majorité des voix, par le corps assemblé au logis de son prédécesseur, après vérification de ses pouvoirs par un particulier commis à cet effet.

Le maître en exercice était comptable des deniers appartenant à la confrérie et devait justifier de leur emploi, devant la corporation. Il assumait donc, de fait, la charge de trésorier qui, dans nos modernes organismes, est attribuée non au président, mais à un des membres du comité.

Le maître, une fois élu, devait choisir parmi ses confrères un assistant — nous dirions aujourd'hui un vice-président — et le corps lui en adjoignait un autre. Ces deux conseillers se chargeront de tout ce qui sera jugé nécessaire pour le bien de la confrérie, sous la surveillance du maître en exercice, veilleront à la bonne administration et, sans négliger ce pieux détail, prendront soin eux-mêmes de faire orner les autels.

Les deux derniers articles du présent règlement traitaient des relations des maîtres apothicaires non seùlement entre eux, mais, ce qui indique un esprit de corps, digne de toute notre attention, envers leurs confrères étrangers, pressés par la nécessité et auxquels il était dû aide et assistance. Cette disposition constitue un fait de solidarité, intéressant à signaler; il démontre que la mutualité, dont notre époque a tracé la formule, existait depuis longtemps, modeste et bienfaisante, et que nos efforts sont un aboutissement dont les prémices ont été posées par nos aïeux. Un sociologue de bonne foi rendrait hommage à cette charité agissante. En vue de secourir les confrères étrangers malheureux, comme aussi afin de subvenir aux frais divers de la confrérie, il avait été constitué un fonds particulier, alimenté par une taxe de 8 francs, qui était imposée à chaque aspirant, au moment de son entrée en apprentissage.

Enfin, un articlé assurait la dignité des assemblées tenues par les maîtres apothicaires qui, pour être des savants, — l'étendue de leurs connaissances dont nous donnerons plus loin un aperçu justifierait ce titre — restaient cependant des hommes. Le frottement entre membres du même corps est parfois un peu rude; l'onction même se bannit à certains moments des milieux où règne habituellement la plus douce mansuétude:

> Tant de fiel entre-t-il dans l'âme des dévôts?

Allons-nous demander à nos devanciers de siéger sur la chaire tendue de serge verte — si on nous permet de la vêtir à la couleur de notre profession — avec la sérénité du sénateur sur la chaise curule ou du prélat sur le trône? Le ton pouvait se hausser, la lèvre blêmir, le mot acéré jaillir.

Aussi ces écarts seront-ils sévèrement réprimés. Celui qui jurera, mutinera, querellera, selon le texte du règlement, sera frappé. L'agresseur paiera une amende de 6 gros et l' « agressé » une amende de 3 gros « s'il soutient ». Ce dernier devait opposer aux injures le silence du bon droit et la philosophie du dédain. Cette attitude pouvait convenir aux faibles, amis de la tranquillité ; nous espérons, pour le renom de notre corporation, que les énergies prévalaient et que la taxe de trois gros fut fréquemment appliquée. Nous ne voulons pas souscrire à une pareille abdication. Mais cette disposition, qui nous fait sourire, ne serait-elle pas un indice que nos bons ancêtres avaient la tête près du bonnet, comme on disait alors, et que les dignes apothicaires entraient en ébullition comme les liquides tumultueux de leurs cornues ? Il fallait éviter la réaction (¹).

*
* *

ORDONNANCE DU 31 JUILLET 1640

ÉTABLISSEMENT DES STATUTS
ET RÈGLEMENTS DE LA CORPORATION DES APOTHICAIRES

Passons maintenant à une autre étape et à une autre époque. Ces règlements du 20 avril 1624 et du 2 avril 1626 étaient heureusement inspirés, à condition toutefois qu'ils fussent fidèlement appliqués. La corporation vécut sous ce régime jusqu'en 1640, où, pendant l'occupation française, elle reçut une nouvelle organisation.

Ferry de Haraucourt, baron de Chambley, bailli de Nancy, conseiller du Roy, — un rallié, comme on dirait

---

(1) Registre des maîtres apothicaires, p. 18-20.

aujourd'hui, — tenant compte des justes désirs exprimés à nouveau par les maîtres apothicaires de notre ville, rendait, le 31 juillet 1640, une ordonnance établissant les statuts et règlements qui devaient régir désormais la corporation et qui sont un rappel de ceux tombés, par la force des choses, en désuétude. Remarquons tout d'abord que le bailli était dépositaire de l'autorité précédemment dévolue à Son Altesse et exercée par Elle sous forme de décrets et mandements. Le Roi, satisfait de la possession, semblerait se désintéresser de l'administration intérieure de la nouvelle province qui lui appartenait en fait. Nous nous étendrons plus longuement sur ce document qui, à travers ses redites, contient l'esprit et même la teneur des lettres patentes de 1665, lesquelles, nous le répétons, furent la vraie charte de la corporation, avec la synthèse des précédents règlements.

Le document débute par ces généralités que nous sommes habitués de rencontrer en tête des pièces de cette nature. Nous sommes très flattés cependant que le pouvoir reconnaisse et proclame ainsi la grandeur de notre art. Notre profession — est-il observé — est particulièrement utile et nécessaire, ayant « pour subiet le corps de l'homme et pour fin la santé d'iceluy, sans laquel tous les advantage de la nature sont sans usage ou sans contentement ». A cette affirmation personne ne viendra contredire ; mais voyons à présent de quelle définition nous sommes accommodés et quel joli symbolisme fleurit en ce grimoire. Si les médecins se révèlent les chefs de l'intelligence humaine, les maîtres apothicaires sont les organes par lesquels se distribuent les remèdes que Dieu a mis en la nature pour le soulagement des misères, auxquelles la composition de nos corps, les intempéries des humeurs et saisons et mille accidents ne nous rendent que trop souvent sujets. Cette littérature est vraiment digne de citation, marquant, au surplus, la considération dont jouissaient à cette époque nos devanciers.

Les règlements du 20 avril 1624 et du 2 avril 1626 se trouvaient pleinement confirmés, avec une extension plus grande et une précision plus attentive. L'ordonnance se répartissait en quinze articles, dont nous donnons ici une courte analyse.

Les apothicaires, « en considération et recongnoissance que toutes les garisons viennent de Dieu et qu'à luy seul en appertain la gloire, et qu'il luy servent de main pour les opérer », choisissent comme patronne de leur confrérie la Très Sainte Vierge, mère de Dieu, au titre de la Nativité.

C'est, à notre connaissance, la seule maîtrise d'apothicaire qui ait élu comme protectrice la reine des Cieux. Le patron le plus accrédité semble être saint Nicolas, que ces Lorrains délaissaient et qui méritait cependant cet honneur, puisque, suivant Chereau, les marchandises dont se servent les apothicaires pour leurs préparations viennent par mer et sont amenées par des pilotes dont saint Nicolas est le patron [1]. Le saint évêque de Myrrhe fut choisi également, au dire de Sauval, parce que de son tombeau il suinte une huile opérant de merveilleuses guérisons [2].

De leur côté, les maîtres apothicaires de Lille, devancés par les merciers, qui retinrent comme protecteur de leur corporation saint Nicolas, avaient porté leurs suffrages sur sainte Marie-Madeleine, dont la repentance paraît étrangère à nos cornues. Mais, comme l'écrit un historien de cette ville, notre confrère, M. Edmond Leclair, « vendeurs d'épices, de drogues et de parfums honoraient à juste titre cette sainte,

---

(1) *Journal de Pharmacie et des Sciences accessoires.* Paris, 1833, t. XIX, p. 179.

(2) Alfred FRANKLIN, *La Vie privée d'autrefois. Les Médicaments.* Paris, Plon, Nourrit et Cⁱᵉ, 1891, in-4 de 269 pages, p. 86.

qui baigna des parfums les plus délicieux et les plus délicats les pieds du Christ pour les essuyer ensuite de ses longs cheveux » (¹).

Le mysticisme au Moyen Age affectionnait le symbolisme, et nous devons parfois faire quelque effort où entendre un commentaire, pour saisir le sens et le rapport. Nos apothicaires avaient certainement, pour choisir la Madone, une raison que notre irréligion ne peut découvrir.

Le deuxième article reconnaissait comme maîtres régulièrement titularisés les apothicaires qui avaient précédemment subi les examens et tenaient boutique ouverte, sous l'obligation seulement qu'ils prêteraient serment de fidélité entre les mains du bailli, signataire de ce décret.

Les apothicaires pouvaient tenir assemblée quand et où ils le jugeraient à propos, afin de nommer les deux jurés administrateurs de la communauté. Cette élection devait se faire à la totalité des voix ; un seul juré sera remplacé chaque année, l'autre devenant premier juré. Avec le même désir de dignité et de correction, dont nous avons surpris une première manifestation, les apothicaires auront à procéder, ici encore, « sans animosité, brigue, ligue, monopole, débat, tumulte, querelle ou injure », sous peine, pour les contrevenants, de se voir infliger une amende arbitraire ou même, pour un cas plus grave, de se voir dépossédés de leur état. Cette sanction rigoureuse ne fut jamais appliquée, à notre connaissance : nous avons feuilleté les documents relatifs à la corporation, sans trouver trace de ces dissensions intestines.

Après entente avec les médecins de Nancy, il devait être dressé un dispensaire de tous les remèdes simples et com-

---

(1) Edmond LECLAIR, *Histoire de la Pharmacie à Lille de 1301 à l'an XI.* Lille, Lefebvre-Ducrocq, 1900, p. 153.

posés ordinairement employés. Chaque apothicaire sera obligé de les tenir en sa boutique, sans être contraint toutefois de posséder les autres, sauf ceux, cependant, que les médecins seraient amenés à désigner, si quelque maladie populaire — une de ces épidémies, dont nos aïeux nourrissaient la crainte trop justifiée — rendait leur usage nécessaire.

Les apothicaires devaient être visités deux fois chaque année, à la mi-carême et la mi-août, par une commission composée du doyen des médecins et de l'un de ses confrères ou, à défaut du doyen, par deux médecins par lui nommés à cet effet, un conseiller de chambre de ville et les deux maîtres jurés de la corporation des apothicaires. Cette délégation, où se rencontraient les personnages les plus notoires, était propre à inspirer le respect et la confiance, à rendre la surveillance efficace et le contrôle irréprochable. La visite devait être exercée avec autorité et sans considération de personne ni de biens, les drogues viciées et corrompues étaient rejetées impitoyablement. D'un autre côté, il fallait prévoir certaines jalousies entre les membres du même corps, et il était enjoint aux inspecteurs de la santé publique de procéder « sans passion, ny animosité ny violence ».

Comme de nos jours, cette commission devait également visiter les marchands droguistes et épiciers, et nous sommes fondé à croire, bien que les procès-verbaux aient disparu, que cette tournée ne se réduisait aucunement à une simple formalité. De sévères prohibitions, appuyées des plus graves sanctions, sont réitérées. Il est ainsi absolument et expressément défendu à tous maîtres apothicaires et « maîtres valets » de veuves de faire usage de drogues qui soient altérées, de modifier ou falsifier les ordonnances des médecins sous peine d'amende, de privation d'état et même de punition corporelle. Les maîtres apothicaires étaient ainsi conduits à préparer leurs remèdes avec le plus grand soin possible, la moindre négligence entraînant la décomposition puis la perte de ces médicaments.

Comme notre nom (φάρμακον) l'indique et comme le symbolise le serpent emblématique de notre profession, nous sommes des manieurs de poisons et tenons au bout de nos spatules la vie ou la mort. Il fallait édicter les plus sages précautions pour protéger le public contre une coupable négligence. Les maîtres apothicaires devaient enfermer tous les médicaments vénéneux, quels qu'ils fussent, en une armoire aux poisons, où seraient relégués pareillement les abortifs. Défense était faite à tous les marchands « grossiers » (en gros), droguistes, épiciers, merciers et autres, de tenir et de vendre ces produits réservés. Les apothicaires eux-mêmes ne pouvaient en délivrer qu'après connaissance de leur emploi, et après inscription sur leur registre, en présence de témoins si possible, des noms, surnoms, demeures de ceux qui en achèteraient. Cette mesure de prudence est toujours observée : nous avons, nous aussi, un livre de poisons, dont celui-ci constitue le prototype.

Qu'il s'agisse de médicaments vénéneux ou anodins, le contrôle portait également sur les prix, qui devaient être établis raisonnablement, contrairement à la croyance populaire qui veut toujours que nos mémoires soient fortement majorés. Le proverbe a pris corps à cette époque. Voyons cependant avec quelles précautions les deniers de nos concitoyens étaient sauvegardés.

Par les soins du doyen des médecins, assisté de confrères nommés par lui et des maîtres apothicaires jurés, il devait être établi un tarif des drogues, remèdes et médicaments vendus au public. La présence des médecins était propre à écarter la suspicion et à désarmer la calomnie. Pour fixer ces prix, il était tenu compte de la somme dépensée et des frais supportés pour les préparations, de manière que, sans « animosité, envie ny passion », les apothicaires pussent tirer profit légitime de leur art. Par une publication, qui semblerait appartenir à notre époque, une copie de ce tarif devait être affichée dans chaque boutique et placée sous les yeux du public, qui pouvait ainsi en prendre connaissance et exercer son contrôle.

Malgré ce tableau, des contestations pouvaient survenir entre les malades et les apothicaires, concernant ces prix. Les intéressés pouvaient alors faire expertiser le mémoire, en désignant un médecin et un apothicaire juré qui tranchaient le litige.

Défense était faite aux apothicaires de recevoir et exécuter les ordonnances émanant des empiriques, alchimistes, triacleurs, coureurs et tous autres non approuvés par les médecins.

Les compositions principales notées au dispensaire se préparaient en la présence du doyen des médecins ou de son représentant. En cas de manque de quelques drogues exotiques, il pouvait être statué sur leur remplacement. Cette substitution assez commune était dénommée « quiproquo ».

Les garanties se multipliaient pour la sauvegarde de la santé publique. Certaines préparations, en particulier les électuaires, notamment la fameuse thériaque de nos ancêtres, se pratiquaient devant le doyen des médecins et le corps des médecins assemblés; il était même assez fréquent que les particuliers fussent admis comme témoins. Ainsi la Justice ouvre les portes de ses assises aux citoyens qui exercent par leur présence un contrôle sur les débats.

Les apprentis devaient être élevés en la foi catholique et romaine, nourris en la crainte de Dieu et — ce qui était facile à cette époque de clercs dissertant savamment *de re scibili et non scibili* — suffisamment instruits en langue latine pour comprendre les ordonnances des médecins.

L'apprentissage exigeait une durée de trois ans chez un même maître. Mais il était permis de changer de maître avec le consentement du précédent, ce qui supprimait les incartades et permettait néanmoins une certaine liberté.

Une fois le terme de l'apprentissage arrivé, le maître devait délivrer à l'apprenti un certificat et témoignage constatant sa capacité et suffisance et attestant sa fidélité à remplir son service.

Avant que l'apprenti fût reçu à la maîtrise, il lui fallait, outre ce stage, accomplir au moins deux ans de service en diverses villes étrangères, le tout dûment prouvé par des certificats. De cette façon, le jeune aspirant variait ses connaissances et acquérait le maniement des hommes et des choses. Mais il ne pouvait prétendre exercer l'art et profession d'apothicaire sans produire un certificat de religion, bonne renommée, probité de mœurs et fidélité en l'exercice de ses devoirs. Ces conditions constituaient ce qu'on appelle aujourd'hui l'honorabilité. Nos aïeux tenaient à la plus pure orthodoxie et à la moralité la plus irréprochable. Il fallait être un parfait chrétien pour être un parfait apothicaire.

Ainsi présenté, le jeune apprenti était enfin admis à passer sans délai les examens et à produire le chef-d'œuvre, conformément aux règlements du 20 avril 1624, desquels nous avons donné ci-dessus une analyse. Aussitôt sa réception, le nouveau maître prêtait serment de fidélité à l'exercice et observance du présent règlement, dont lecture lui était donnée. Il payait alors 16 francs à la confrérie et 50 francs à la maîtrise et était inscrit au registre de la communauté pour jouir des mêmes droits que ses autres confrères.

Exception était faite, quant à ce versement, pour les fils

de maîtres, lesquels pouvaient même être dispensés de partie des examens et chef-d'œuvre.

Autrefois, ces admissions, suivant une coutume dont le peuple des artisans nous donne aujourd'hui encore le spectacle, étaient le prétexte de copieux banquets et de bruyantes réjouissances. Il fallait sauvegarder la dignité de notre corporation. Aussi était-il stipulé sur le règlement : « Les nouveaux reçus ne seront oubligés de fournir aucun festin ny beuvettes. » Les maîtres ne pouvaient, sous peine de subir une amende, en exiger du récipiendaire, ni même assister à ceux qui leur seraient offerts. Les apothicaires étaient ainsi protégés contre leurs propres défaillances, et les dispositions les plus minutieuses avaient été étudiées pour que notre corporation se signalât entre toutes par sa bonne tenue, comme il convenait à la place par elle occupée : noblesse oblige.

Auparavant, pour la plus grande curiosité des bourgeois, manants et artisans, il était de coutume de porter le chef-d'œuvre à l'Hôtel de Ville — sis alors où se trouve notre Marché actuel — avec un certain apparat, et d'offrir un festin aux médecins et aux apothicaires, à leurs femmes ou à leurs veuves. Un cortège était ensuite organisé, pour conduire le récipiendaire à sa boutique, cortège étrange et solennel, où, à la suite des médecins et des apothicaires, se pressaient, beuglant, bêlant, hennissant, les animaux, chèvres, vaches, juments, dont le lait entrait dans la préparation des drogues et médicaments.

Enfin, un dernier article autorisait les veuves à tenir boutique leur vie durant, à charge de se faire assister, nous le savons, par un « maître valet » approuvé par les médecins et les maîtres apothicaires, suivant les règles établies entre eux le 20 avril 1624.

Tel était le règlement édicté par Ferry de Haraucourt.

bailli de Nancy, assisté de Mᵉ Nicolas Génin, substitut du procureur général, et en présence des sieurs Fournier, Garnier, Vitou, de Spire, Perrin le jeune et Rousselot, médecins, et des maîtres apothicaires François Sommes, l'un des deux jurés, Claude Gaspard, Nicolas Lambert, René Thiriet, René Boilot, Jean Sirejean, Claude Harmant et Claude Alba.

Ces derniers, après avoir acquiescé aux règlements, prêtèrent le serment dont nous reproduisons ci-après la formule, promettant de suivre et observer ponctuellement les différents articles de cet instrument.

Étaient absents les maîtres apothicaires Jean Barot, second juré, Jacques Belleau, Jean Pavé, Nicolas Genois ; mais leurs noms figurent au document, avec l'engagement pris par eux de satisfaire au nouveau règlement.

Le bailli édictait : il reçut donc le serment des maîtres apothicaires qui attestaient son autorité et, par là, celle des statuts à eux concédés. Mais une fois la corporation solidement constituée, le serment sera prêté entre les mains des maîtres jurés ([1]).

*
* *

SERMENT DES MAITRES APOTHICAIRES LORRAINS

M. Camille Husson ([2]), à ce sujet, fait remarquer avec juste raison combien la corporation des apothicaires en Lorraine semble à cette époque jouir de la considération et de la confiance des autorités.

---

(1) Registre des maîtres apothicaires, p. 12-20.

(2) Camille Husson, *Histoire des Pharmaciens de Lorraine.* Nancy, Sordoillet, 1882, in-4 de 32 pages, p. 10.

Non seulement le serment est prêté devant les maîtres jurés de la corporation, mais ceux-ci sont nommés par les maîtres et non désignés, comme pour certaines corporations, par le prévôt. Les divers articles composant le règlement sont, non pas imposés par l'autorité, mais simplement agréés par elle, après avoir été établis par les apothicaires eux-mêmes.

La formule de ce serment est nette, courte, digne.

Le nouveau maître — est-il besoin de le répéter — s'obligeait à vivre en la foi catholique et à pratiquer une sage déontologie. Il promettait de ne délivrer ni aucun abortif ni aucun poison, et de ne conseiller à qui que ce soit d'en user ou d'en distribuer. Combien sage était cette prohibition, qui, à Paris sinon à Nancy, sera parfois éludée, pour déchaîner un scandale historique et conférer un jour une triste renommée à une Brinvilliers! La « poudre de succession » était interdite en notre bonne ville et ne devait pas quitter la fameuse armoire, dont le maître apothicaire tenait la clef.

Le serment obligeait au secret professionnel, mais seulement pour les maladies secrètes et vénériennes.

Le postulant s'engageait, en outre, à exécuter exactement et avec de bons produits les ordonnances, sans jamais recourir au quiproquo, auquel nous avons fait allusion et que les médecins parisiens reprochaient si aigrement à leurs apothicaires.

Voici le texte du serment prononcé par les maîtres apothicaires de Nancy :

Le Serment des apoticaires chrestiens et craignans Dieu.

Je jure et promest devant Dieu que j'observeroy de point en point ce qui s'ansuit :

Premièrement de vivre en la foy catholique, apostolique et rommaine,

De ne mesdire de mes anciens docteurs et maistres pharmaciens, de les honnorer, respecter et vivre en bonne union avec eux,

Item de ne donner aucun médicament abortive sans l'advis du mèdecin,

Item de ne donner aucun poison ny conseiller jamais aucun d'en donner ou prandre,

Item de ne révèler à personne les maladies secrettes ni vénériennes,

Item d'exécuter de point en poinct les ordonnances des mèdecins et compositions des autheurs,

Item de ne mettre en œuvre aucun médicament altéré et corrompus par avarice

Et finalement d'exercer ma profession de pharmacien avec toute fidélité et selon qu'il est requis auditz art de Pharmacie, sans changement et altération et rabsodie des pratiques l'un de l'autre ([1]).

*
* *

RÈGLEMENT DU 9 JUIN 1653

PARTICULIER AUX FILS ET GENDRES DES MAITRES APOTHICAIRES

Ainsi constituée, la corporation vécut, forte et paisible, pendant de longues années : mais parfois, certains amendements intervenaient, qui complétaient ou précisaient les règlements en vigueur. Ainsi, le privilège octroyé aux fils de maîtres fut créé à l'occasion de la présentation à la maîtrise de Christophe Barot, fils de noble Jean Barot.

Le 9 juin 1653, les docteurs en médecine et les maîtres apothicaires jurés avec tout le corps de la pharmacie de Nancy étaient assemblés pour assister à la préparation de la con-

---

(1) Registre des maîtres apothicaires, p. 29. — Ce serment a été reproduit en fac-similé dans le *Bulletin des Sciences Pharmacologiques* (t. VII, août 1903, p. 295), sous le titre *Aperçu de l'histoire de la pharmacie en Lorraine,* cours inaugural de M. le professeur P. Grélot.

fection *Hamec major* opérée par le jeune apprenti. De telles réunions se présentaient de temps à autre et chacun des graves examinateurs eût apporté à son siège la sérénité des accoutumances, si ce n'eût été la première fois que, depuis les règlements de 1640, un fils de maître venait postuler la maîtrise.

A un cas particulier il fallait une disposition particulière. Aussi toute la docte assemblée décida-t-elle, d'un commun accord, qu'il était juste et raisonnable que les fils de maîtres fussent avantagés. Il fut décidé que ces derniers, après avoir accompli un apprentissage de trois années à Nancy et rempli deux ans de service hors du pays, seraient examinés, simplement, sur leurs connaissances générales en pharmacie; puis, quelques jours après, interrogés le matin sur les drogues et le soir sur les plantes dans un endroit propice. Après cette épreuve, ils devaient exécuter une seule préparation pour le chef-d'œuvre et, après approbation, être nommés maîtres apothicaires. Le père étant un savant, le fils devait avoir hérité de ses connaissances.

Pour que la faveur fût complète, les droits à payer se trouvèrent réduits considérablement. Ceux de la maîtrise furent purement et simplement supprimés et ceux de la confrérie ramenés à 16 francs barrois. Il fut arrêté également que les gendres des maîtres apothicaires jouiraient des mêmes prérogatives. Nos devanciers, on le voit, possédaient l'esprit de famille à un haut degré.

Cette dérogation fut signée par les médecins et apothicaires présents à la séance, savoir : Perrin, C. Vitou, Bitault, C. Rousselot, J. Lambert, C. Thiriet, N. Lambert, J. Barot, J. Sirejean, C. Harmant, Claude Alba, G. du Hout.

*
* *

LETTRES PATENTES DU DUC CHARLES IV DU 4 MAI 1665

*ÉTABLISSEMENT DES STATUTS
ET MAITRISE DES MAITRES APOTHICAIRES*

Pendant la seconde partie du dix-septième siècle, la Lorraine, comme nous le rappelions au début de cette étude, fut ravagée par la guerre, la population décimée par la peste et la famine.

Aussi les maîtrises et confréries se trouvèrent désorganisées, et les sages règlements édictés précédemment tombèrent à nouveau en désuétude; ceux mêmes de 1640, édictés pendant une période de tranquillité, étaient souvent éludés.

Lorsque Charles IV, en 1664, revint dans ses États, il songea, au milieu du désarroi général, à réorganiser les corporations, et les maîtres apothicaires eux-mêmes étaient les premiers à demander, comme autrefois, une réforme, pour mettre un terme aux abus préjudiciables à la santé publique. Après une entente avec les docteurs médecins, ils convinrent de dresser et établir les règlements définitifs qui régiraient désormais la corporation. Ce devait être, non une innovation, mais un rappel et une consécration des anciens statuts, dont une pratique intermittente avait démontré la sagesse. L'expérience venait amender ou amplifier heureusement certaines dispositions.

Les ordonnances de 1615, 1623, 1624, 1626 et 1640 restèrent donc la base du nouvel instrument, en conformité desquelles défense expresse devait être faite à toute personne étrangère à la corporation, quelles que fussent sa qualité et sa condition, de « bailler ny distribuer aucuns remèdes, drogues ny médicaments », sous peine d'encourir une amende sévère et une juste condamnation.

La requête, présentée au procureur général de Lorraine, Mathieu Rosselange (1), suivit la procédure habituelle. Ce dernier ayant statué le 6 juin 1664, la cour souveraine de Lorraine et de Barrois décidait, le 10 du même mois, que les articles joints à la requête des maîtres apothicaires seraient communiqués aux docteurs médecins qui, après les avoir examinés, rédigeraient un rapport écrit.

Cette pièce, datée du 3 juillet, fut renvoyée à ses auteurs avec quelques modifications apportées par le procureur général. Ces formalités se trouvèrent clôturées le 6 septembre.

La cour rend, à la date du 30 décembre, un arrêt préparatoire à la délivrance par Son Altesse des lettres patentes, qui devaient régir définitivement la corporation et qui porteront la date du 4 mai 1665, avec le seing du duc Charles IV et le contreseing de son secrétaire, Le Bègue, et le grand scel apposé sur cire vermeille et appendu à un double ruban de soie jaune. Ces lettres patentes seront entérinées le 2 juillet de la même année.

Elles contiennent cinquante articles dont nous allons analyser la substance.

Les apothicaires qui tiennent boutique ouverte, qui ont subi les examens et exécuté le chef-d'œuvre, conformément aux règlements, continueront à exercer leur art et profession, sans avoir à remplir de nouvelles conditions, après, toutefois, si ce n'est chose déjà faite, avoir prêté serment de bien et fidèlement accomplir leurs fonctions et de suivre en tout et pour tout le présent règlement.

Les apothicaires pourront tenir assemblée, chaque fois que la chose sera utile pour les affaires de la maîtrise, aux lieu et jour qu'ils auront jugé à propos. Dans toutes ces

---

(1) Mathieu Rosselange, aux gages annuels de 990 francs (Arch. M.-et-M., B 1517, fol. 137).

réunions ils seront astreints à la plus grande correction, à charge pour les contrevenants de payer une amende de 3 francs.

Les maîtres qui n'assisteraient pas aux assemblées de la maîtrise ou de la confrérie, auxquelles ils auront été convoqués par les maîtres jurés, devront payer 6 gros. Ces séances seront secrètes et rien ne devra transpirer au dehors de ce qui aura été débattu, examiné, délibéré. Toute indiscrétion sera réprimée, et le délinquant, dont le nom serait connu, contraint de verser 8 francs à la confrérie, à moins qu'il ne puisse prouver avoir agi pour le bien du public ou de la corporation.

La communauté se réunira une fois par an pour élire les jurés, qui devront être au nombre de deux et nommés à la majorité des voix. Cette disposition, nous le savons, avait été établie précédemment.

Chaque année, on choisira un juré pour exercer la charge avec celui élu l'année précédente, et il en sera de même pour les suivantes. Les apothicaires étaient mis sagement en garde contre eux-mêmes, et cette élection devait se faire sans aucune querelle ni animosité.

Les jurés administreront les affaires de la maîtrise et réuniront la communauté chaque fois qu'ils le jugeront nécessaire.

Nul ne pourra être juré s'il n'a tenu boutique ouverte pendant dix années consécutives.

Il sera dressé, après l'avis et sur le commun accord de tous les médecins de la ville, un dispensaire des remèdes tant simples que composés les plus nécessaires et correspondant aux maladies qui règnent généralement en Lorraine, dispensaire dont nous publierons au chapitre III les éléments.

Les maîtres apothicaires seront obligés de tenir ces

drogues dans leur boutique, sans toutefois être contraints de posséder les autres, avec la réserve cependant que les médecins, en cas de maladies particulières, pourraient en apporter de nouvelles.

Répondant au vœu répété des apothicaires, le règlement limite très justement leur nombre à dix pour la ville de Nancy, à l'exemple des autres cités bien policées, afin d'assurer un débit suffisant des médicaments portés au dispensaire.

La visite des boutiques, au cours de laquelle seront inspectés les drogues, remèdes et médicaments dont elles seront pourvues, devra être faite deux fois par an, en avril et en août, par les deux maîtres jurés de la corporation, accompagnés d'un médecin, député du corps.

Le dispensaire servira de base à ces visites qui se « feront sans passion, animosité ny violences ». Cette recommandation se rencontre volontiers à travers les règlements de cette époque et dénote le sentiment de dignité et de respectabilité qui animait nos bons devanciers. Ces vacations, à défaut de cette belle sérénité, eussent dégénéré parfois en vives contestations, rendues presque inévitables par ces investigations, même réglementaires. Les produits étaient examinés avec conscience et avec le sentiment du devoir à accomplir.

Les drogues mauvaises, viciées et corrompues devront être jetées et, en cas de récidive, le maître apothicaire sera condamné à payer une amende. Ce même jury visitera également et dans les mêmes conditions les boutiques des droguistes et des épiciers.

L'article concernant les poisons se réfère en tout point au règlement de 1640. Pour nous répéter, la vente en est réservée uniquement aux apothicaires qui devront en tenir un registre. Il est absolument défendu à tous les marchands droguistes, épiciers, merciers et autres, d'en distribuer à qui que ce soit et quel que fût l'usage auquel ces poisons étaient destinés.

Trois articles traitent de l'exercice irrégulier de la pharmacie, tolérant ou interdisant, suivant les cas, cette pratique, avec un contrôle des plus sévères, afin de protéger efficacement la santé publique. Ainsi, les empiriques, alchimistes, triacleurs, coureurs, tous les parasites de la pharmacie, non approuvés par les médecins et les apothicaires, devront préparer leurs médicaments en présence du doyen des médecins ou, à défaut, d'un médecin député par le corps et de deux ou trois maîtres apothicaires. Alors seulement, ils pourront les vendre au public.

A la moindre infraction à cette disposition, ils encourront une amende de 40 francs, dont le montant se répartira comme il suit : 20 francs pour l'hôpital Saint-Julien, et 20 francs pour la confrérie des maîtres apothicaires. Avec le régime corporatif, les amendes avaient toujours, du moins pour une partie, une pieuse destination. Il est néanmoins intéressant de signaler la contribution apportée par nos devanciers aux ressources du vieil hôpital Saint-Julien, dont le nom se rencontrera encore au cours de cette étude.

Il était interdit à toute personne, soit séculière, soit régulière, habitant notre ville, d'exercer la pharmacie en quelque façon que ce soit, à peine de se voir confisquer les marchandises illicites et de subir une amende de 300 francs applicable comme dessus, la moitié à l'hôpital Saint-Julien et l'autre moitié à la confrérie des apothicaires. Le chiffre élevé de cette amende semble indiquer que nos devanciers avaient à se défendre contre une concurrence qui portait préjudice à leurs intérêts et sans doute également à la santé publique, quelles que pussent être les intentions de ceux qui se livraient à ce trafic.

Une certaine tolérance était accordée aux vendeurs de drogues habitant la campagne, qui pouvaient arguer de leur utilité en faisant valoir le manque de ressources médicales et pharmaceutiques au fond de nos villages, et, en plusieurs cas, l'urgence de leur intervention.

Mais, à la ville, où notre profession avait reçu, comme à Nancy, sa pleine organisation, une pareille objection ne pouvait être soulevée, et il était juste que les habitants fussent prémunis contre ces intrusions qui, pour être parfois salutaires, constituaient un danger auquel il était nécessaire de remédier. Ces irréguliers pouvaient toutefois exercer notre art auprès des pauvres, sans être inquiétés, eu égard à la charité dont ils se montraient animés, mais sous la surveillance du corps pharmaceutique, qui seul avait qualité pour préparer et distribuer les remèdes.

Cette disposition visait les Filles de la Charité de Saint-Charles qui tenaient une boutique en la Ville-Neuve, pour le soulagement des pauvres malades. A ceux-ci elles pouvaient distribuer des remèdes et médicaments, mais non aux autres personnes, et à condition de ne tirer aucun salaire de leurs peines, soit directement, soit indirectement. La surveillance à laquelle leur communauté était astreinte était effectuée par deux délégués des maîtres apothicaires qui, une ou deux fois par mois, allaient visiter cette officine, comme eux-mêmes étaient visités par les maîtres jurés de leur corporation.

Nous reconnaîtrons en ces Filles de la Charité les sœurs populaires de Saint-Charles, immortalisées par la conduite héroïque de sœur Julie à Gerbéviller-la-Martyre. Par acte du 8 juin 1652, Emmanuel Chauvenel, fils de Richard Chauvenel, seigneur de Houdailles, argentier du duc Henri II, fondait en sa maison de la rue du Moulin, aujourd'hui rue

Saint-Thiébaut, une « charité » où seraient logées des hospitalières, avec mission de visiter les pauvres malades. Déjà précédemment, son fils Joseph avait créé en ce local une pharmacie gratuite. Cette fondation fut confirmée par lettres patentes du duc Charles IV, délivrées à Mirecourt, le 5 mai 1663. Les saintes femmes furent connues sous le nom de sœurs de Saint-Charles. Elles visitaient les malades, distribuaient les aliments et les médicaments, soignaient les blessés de la guerre, nombreux à cette époque (¹).

Un article particulier réglait la situation des apothicaires exerçant leur art et profession en dehors de Nancy.

Les apothicaires et autres particuliers vendant des remèdes dans les villes, bourgs et villages du duché de Lorraine où n'existe aucune maîtrise et établis depuis moins de quatre ou cinq ans, devront, pour témoigner de leur capacité, passer un examen et faire un chef-d'œuvre devant un médecin et deux apothicaires du lieu où ils habitent. Au cas où ce jury ne pourrait être constitué, ils viendront subir ledit examen devant les maîtres apothicaires de Nancy et exécuter un chef-d'œuvre en présence du doyen des médecins, ou, à défaut de ce dernier, du plus ancien de ses confrères, le tout sans aucun frais ni retard. Mais ceux qui auront tenu boutique ouverte depuis une plus longue durée seront dispensés de ces épreuves.

Les maîtres apothicaires devront surveiller les abus qui pourraient se glisser et les infractions se commettre contre les règlements; ils seront tenus d'avertir les autorités, si quelqu'un se permettait d'ouvrir boutique indûment, faute de quoi ils seraient passibles d'une amende de 200 francs, applicable comme dessus, moitié à l'hôpital Saint-Julien, moitié à la confrérie.

____

(1) Christian PFISTER, *op. cit.*, t. II, p. 1009-1026.

Les apothicaires au service du duc, des princes ou princesses ne pourront ouvrir boutique à Nancy qu'après avoir, comme leurs confrères de la ville, passé les examens et exécuté les chefs-d'œuvre accoutumés. C'était la règle à laquelle personne, si haut placé fût-on, ne pouvait se dérober.

Les études de pharmacie étaient, à cette époque, purement pratiques, sans que le futur apothicaire suivît, comme de nos jours, les leçons de doctes professeurs. Les livres, la nature, la boutique où se préparaient les drogues, telles étaient les trois sources où se puisaient les connaissances professionnelles de nos devanciers. Aussi les lettres patentes avaient-elles réglé avec un soin particulier le temps, la forme, la durée et autres conditions de l'apprentissage.

Nous retrouverons encore, et nul ne saurait en être surpris, la stricte obligation pour le postulant de professer la religion catholique, apostolique et romaine et de nourrir en son âme la crainte de Dieu, comme aussi, ce qui se révélait de première nécessité, de posséder suffisamment la langue latine pour comprendre les ordonnances des médecins et, ce que le texte aurait pu ajouter, pour lire l'*Antidotarium Nicolai,* le *Dispensarium magistri Nicolai Prepositi ad aromatarios* et autres ouvrages, combien surannés aujourd'hui.

L'apprentissage sera de trois années entières et consécutives, soit chez le même maître, soit, avec le consentement du précédent, chez des maîtres différents. Ce stage devra être constaté par un certificat rendant témoignage au jeune apprenti de sa capacité et de sa fidélité à remplir son service.

En cas de décès du maître, l'apprenti achèvera son temps chez un maître immatriculé ou chez la veuve, à condition que cette dernière entretienne en sa boutique un serviteur approuvé. Comme sous le régime de 1640, l'apprenti était tenu en outre de faire du service en pays étranger, mais seulement une année.

Pendant la durée de son stage, l'apprenti devait se montrer zélé et obéissant vis-à-vis de celui qui avait la charge de l'initier à l'art et profession de pharmacie. La déférence la plus soumise lui était imposée; il est un disciple, astreint à la réserve et au respect. Il ne pourra, sans cause légitime, interrompre le service de son maître ni se mettre à celui d'un autre apothicaire sans le consentement exprès du précédent, sous peine de se voir déchu du droit d'être reçu maître, un jour, en la ville de Nancy.

De leur côté, les maîtres avaient des obligations mutuelles à remplir. Ainsi un apothicaire ne pouvait recevoir en sa boutique un serviteur sans le consentement du précédent maître, sous peine, hors certains cas particuliers dont le bien-fondé sera constaté, de subir une amende de 40 francs, applicable à la confrérie.

Les veuves des maîtres — nous le savions déjà — pourront continuer la profession à condition d'avoir en leur boutique un serviteur approuvé par les maîtres.

Le doyen des médecins, assisté par un de ses confrères, contrôlera les prix d'achat et fixera les prix de vente. Ce tarif devra être affiché dans chaque boutique.

Les apothicaires ne pourront traiter aucune maladie « de conséquence », lisons-nous ensuite : ce qui les autorise à intervenir pour les cas bénins, sans empiéter sur le omaine des médecins auxquels sont réservées les sérieuses affections. Nos pères jugeaient qu'il n'était pas nécessaire d'avoir pris ses licences à l'Université de Pont-à-Mousson, pour soigner ces légères indispositions qui naissent aujourd'hui pour disparaître demain. Mais les apothicaires pouvaient assister un « malade de conséquence » avec le concours du médecin. Incontestablement, les statuts de nos anciens

furent influencés par la vigilance des médecins attentifs
— pourquoi leur refuser ce droit? — à conserver une clientèle prompte à se disperser. Notre place au soleil était
encore assez étendue, même avec la prohibition toujours
renouvelée de n'exécuter « aucune médecine souz les ordonnances des empiriques, alchimistes, triacleurs, coureurs et
tous autres non approuvéz des médecins ».

Revenons maintenant, en suivant de très près le texte
parfois un peu incohérent de ces règlements et en respec-
tant la disposition de ces articles, à nos apprentis, et recher-
chons comment se passaient les épreuves et se conférait la
maîtrise.

Trois examens étaient imposés au postulant, qui devait
ensuite exécuter les cinq préparations du chef-d'œuvre.

L'aspirant se faisait accompagner par son maître d'apprentissage ou un autre apothicaire chez les maîtres jurés.
Avec une certaine solennité, il les priait de bien vouloir
réunir la communauté. Nous songeons à ces candidats de
nos modernes administrations, débutant dans la carrière
par une visite cérémonieuse rendue à M. le Directeur, et
nous voyons le jeune postulant accoutré de son pourpoint
le plus correct, de ses chausses les plus neuves.

La communauté une fois réunie examinait les attestations
et certificats prouvant que le candidat avait satisfait à ses
trois années d'apprentissage et accompli un an de service,
stage qualifié « preuve » à l'étranger.

Les maîtres assemblés désignaient alors l'un d'entre eux
comme conducteur du candidat et fixaient le jour où devait
être passé le premier examen, dont la matière consistait
dans « l'eslection, préparation et mixtion des médicaments ».

Cet examen se subissait devant les maîtres jurés de la
corporation et ceux de leurs confrères qui désiraient y assis-

ter, en présence du doyen des médecins et de l'un de ses confrères. Il durait quatre heures, de 1 heure à 5 heures du soir, comme sous le régime du 20 avril 1624, auquel se réfère pareillement le second examen, nommé herborisation, qui se passait, pendant la bonne saison, de mai à fin juillet.

Le même jury se réunissait à la campagne en un endroit où croissaient en grande quantité les simples du pays, intéressant notre art et profession. Les maîtres apothicaires, de leur côté, pouvaient apporter des plantes pour servir à la démonstration.

Le candidat était tenu à répondre à toutes les questions qui lui étaient posées touchant la botanique, et à montrer sa parfaite connaissance des simples. Si, par hasard, le mauvais temps venait entraver cette épreuve, le jeune aspirant bénéficiait de cette inclémence atmosphérique, et, sans attendre le rayon de soleil dans la clairière, il était admis à se présenter au troisième examen, puis à exécuter le chef-d'œuvre.

Ce troisième examen se passait, sauf la suppression accidentelle dont nous venons de parler, huit jours après l'herborisation. En cette épreuve de caractère pratique, le postulant faisait la démonstration des drogues, remèdes et médicaments à lui présentés et choisis, pour attester sa capacité professionnelle, parmi les trois règnes, animal, végétal et minéral. Il était tenu de les reconnaître et de disserter sur leurs vertus et qualités.

Les droits à verser pour chacun de ces examens se montaient à 6 francs par médecin et à 4 francs par maître assistant, ce qui rendait cette épreuve onéreuse, si la distinction du jeune aspirant attirait à la séance le corps presque entier des médecins et des apothicaires. Mais, afin de réduire les frais et par un sentiment de dignité professionnelle, il était défendu aux examinateurs d'exiger de l'aspirant ni festin, ni beuverie, ni quelque chose que ce soit, ce qui se pratiquait en certaines autres corporations et même en la nôtre aux siècles précédents.

Cette redite, de règlement à règlement, témoigne combien nos devanciers avaient le souci de leur tenue et de leur considération. Le respect dont ils étaient entourés et la place privilégiée qu'ils occupaient, notamment dans les cérémonies, leur imposaient ce maintien un peu solennel et ces dehors un peu compassés.

Quelques jours après ces examens, les maîtres jurés, au nom de la communauté, donnaient au postulant les cinq préparations à exécuter : un électuaire solide, une confection liquide, un sirop, un onguent et un emplâtre. Le temps pour les préparer était illimité.

Le candidat, après avoir choisi pour ces préparations les drogues les plus convenables, présentait au jury ces dernières, qui étaient soit refusées (avec renvoi du candidat à une autre session), soit acceptées, ce qui permettait au postulant de travailler à la confection de son chef-d'œuvre devant tout le corps de la maîtrise.

Si l'exécution de ce chef-d'œuvre durait plus d'un jour, le travail était surveillé par deux ou trois maîtres, auxquels le jeune aspirant devait payer une somme de 4 francs pour chacun. Ce tarif des examens nous permet de priser et de traduire en chiffres le temps des maîtres apothicaires à cette époque.

Pour chaque épreuve, qu'il s'agisse d'examen à subir ou de chef-d'œuvre à confectionner, les membres du jury devaient voter sur la capacité du candidat qui était alors reçu à la pluralité des voix. Du vote étaient exclus les parents et alliés du candidat, que le sang aurait pu influencer. Le droit leur était même refusé de lui servir de conducteur et de donner leur avis au cours de ces examens,

pour éviter les « brigues » qui en pourraient être la conséquence. Ceci était la sagesse inscrite sur le texte de nos
règlements. Mais vraiment, la recommandation, certaine
préférence ou toute autre puissance ne pouvait-elle donc
peser sur le bulletin ? Le passe-droit et le favoritisme ne sont
point l'apanage exclusif de notre époque, où nous possédons des lauréats qui doivent leur couronne à leurs précieuses relations, des écrivains leur renom à des contin-
gences extrinsèques. On ne saurait demander à des hommes
de dépouiller leurs petites faiblesses et la sérénité des temps
antiques a désormais vécu.

Une fois reçu, l'aspirant prêtait serment d'exercer fidèlement son art et profession et d'observer le présent règlement
dont lecture lui était alors donnée. Nous avons reproduit
ci-dessus le texte de ce serment.

Après avoir payé les droits accoutumés et les frais de
sceau, de chartes et de lettres, le postulant était enfin inscrit
au registre de la maîtrise, ce qui lui conférait les mêmes
droits que les autres maîtres, ses confrères. Il obtenait en
même temps le privilège — ou la charge — de convoquer,
la veille, soit verbalement, soit par « billets », les membres
de la corporation aux assemblées, services ou cérémonies
auxquels ils étaient tenus d'assister.

Dans le but, soit de perpétuer la profession dans les
mêmes familles, soit de récompenser les pères en la personne de leurs descendants, il était maintenu de notables
avantages aux fils et aux gendres des apothicaires : aussi
trouvons-nous à Nancy de véritables dynasties, tels les Barot,
les Belleau, les Simonnaire, les Grillot, les Harmant, les
Sirejean ou les Fondreval.

Ces privilégiés étaient dispensés de subir les examens ;
exception était faite pour l'herborisation et la démonstration
de drogues, épreuves auxquelles ils étaient astreints comme

les autres aspirants. De plus, pour le chef-d'œuvre, ils étaient tenus à exécuter une seule préparation au lieu des cinq prescrites par le règlement. Enfin, les droits étaient réduits considérablement, savoir, de la moitié pour la part revenant à la maîtrise et de la moitié également pour celle attribuée aux membres du jury.

Si plusieurs aspirants se présentaient ensemble à la maîtrise, un seul était admis à subir les épreuves, et cela, de quinzaine en quinzaine. Les autres devaient attendre que leur tour fût arrivé.

Ces examens se passaient en mars ou avril, de façon que le jury disposât de longs mois pour ses sessions et que le postulant puisse être interrogé la même année et non renvoyé à l'année suivante.

Nous donnons ici le tableau des droits dus à la maîtrise par les aspirants reçus au corps :

Confrérie	16 francs.
Maitrise	50 —
Lettres	16 —
Sceau	8 —
Chartes	20 —
Soit un total de	110 francs.

Les fils et gendres de maîtres payaient, nous le savons, la moitié seulement des droits dus à la maîtrise. Une importante diminution leur était, en outre, consentie sur les autres frais, ainsi réduits :

Confrérie	16 francs.
Maitrise	25 —
Lettres	4 —
Sceau	8 —
Chartes	10 —
Soit un total de	63 francs.

Acquittaient les droits suivants les aspirants de la campagne se présentant pour exercer dans les villes, bourgs et villages de la Lorraine, exception étant faite pour Nancy et autres cités où pourrait se former un jury :

Confrérie. . . . .   16 francs.
Maîtrise et droits d'apprentissage . .   50 —
Sceau . . . .   4 —
Lettres. . . . .   8 —
Chartes. . . . .   10 —
Soit un total de. . . . . .   88 francs ([1]).

Cette question de l'apprentissage et des examens ainsi réglée, le statut corporatif et professionnel ainsi établi, les lettres patentes fixaient également le régime sous lequel devait vivre la confrérie, organe essentiel de la corporation.

Quatorze articles sont consacrés à cette réglementation. Car tout est prévu en cet instrument, depuis le luminaire à fournir pour les services jusqu'aux amendes qui, à cette époque, guettent la moindre infraction, mais sont en général assez minimes.

Comme sous le régime du 2 avril 1626, la confrérie est placée sous la protection de la Très Sainte Vierge Marie, mère de Dieu, « au tiltre » de sa Nativité. Cette fête, alors populaire, se célébrait le 8 septembre et, ce jour, les maîtres apothicaires faisaient chanter une messe solennelle en l'église des Pères Cordeliers, ou en toute autre choisie pour cette cérémonie.

Les maîtres apothicaires devaient assister en corps à cet office, sous peine, pour le confrère absent, de subir une amende de 3 gros. Ils assisteront également aux vêpres de la veille et du jour, sous peine de 1 gros comme amende.

____

(1) Registre des maîtres apothicaires, p. 111.

Le lendemain, 9 septembre, au même lieu, était célébrée solennellement une messe de *Requiem* pour les confrères défunts et leurs femmes trépassées, ladite messe précédée de Vigiles. La même obligation incombait aux maîtres apothicaires de se rendre au service, et chaque abstention était frappée d'une amende de 2 gros. En outre, le 8 de chaque mois, les maîtres apothicaires devaient assister sans exception aucune à une messe dite au maître-autel et, faute de ce faire, ils encouraient une amende de 2 gros.

Le corps de la confrérie était tenu de faire célébrer un service et d'assister au complet à l'enterrement des confrères ou de leurs femmes qui viendraient à décéder. Aucune amende n'était prévue, cette fois, ce qui tendrait à prouver l'esprit de solidarité qui animait la corporation et attirait au convoi les confrères du trépassé, sans qu'il fût nécessaire de les contraindre à cette obligation par une sanction.

Les amendes étaient bénignes, les recettes irrégulières, les fonds incertains : aussi est-il stipulé en l'article 45 que « pour subvenir aux fraiz du luminaire, service et sallaires des gens d'église » et autres dépenses, les maîtres devaient, le cas échéant, parfaire la somme insuffisante et suppléer de leurs deniers, chacun à son égard. Cette contribution, il nous en souvient, était taxée à une cotisation annuelle de 12 gros, sous le régime précédent.

Les amendes imposées par les maîtres jurés devaient être payées sans retard entre les mains du maître de la confrérie, élu à la majorité des voix par les maîtres réunis au logis de son prédécesseur. Pour cette nomination, les votes seront reçus et vérifiés par un particulier commis à cet effet.

Ce président, faisant aussi office de trésorier, pour parler comme à notre époque, devait donner décharge à son prédécesseur des deniers se trouvant en caisse et tenir registre des recettes et dépenses, desquelles il était tenu de rendre un compte exact chaque année.

Cette disposition, on le remarquera, reproduit purement et simplement le règlement antérieur. Pareillement deux assistants seront adjoints au maître de la confrérie pour gérer et administrer, l'un choisi par le chef et l'autre par les membres.

A son entrée chez un patron, chaque apprenti devait verser 8 francs pour la caisse de la confrérie. Enfin, interdiction était réitérée aux maîtres apothicaires de ne jurer ni se quereller au cours de leurs assemblées, sous peine d'encourir, l'agresseur, une amende de 6 gros et l' « agressé » une amende de 3 gros. Nous nous sommes étendu précédemment sur cette disposition.

*
* *

Les lettres patentes du duc Charles IV ont été publiées en 1670 par Claude et Charles Les Charlot(¹), imprimeurs jurés de Son Altesse, dont les ateliers étaient situés « proche la primatial », sous l'enseigne « A l'image Nostre Dame », mais nous nous sommes référé pour cette étude à un texte original, savoir, au registre des lettres patentes, conservé en nos archives départementales. Ce document manuscrit constitue une copie un peu hâtive, que le scribe ne crut pas devoir relire et où nous constatons plusieurs omissions. C'est une défaillance bien humaine qui se reproduit couramment avec nos correspondances. Le texte écrit est cependant préférable au texte imprimé, parfois retouché et

---

(1) *Règlements et Statuts des maîtres apothicaires de Nancy,* publiés par Claude et Charles Les Charlot. Nancy, 1670, petit in-4 relié en veau, de 27 pages (sans les annexes). Bibl. publ. Nancy, fonds lorrain, n° 8634.

toujours orthographié différemment. Bien entendu, le livre des Charlot nous a servi à restaurer les passages supprimés au registre des lettres patentes. Ces deux documents se complètent donc l'un l'autre. En son *Dictionnaire historique des ordonnances de la Lorraine et du Barrois,* Rogéville a publié ces lettres, mais avec les mêmes variantes ([1]).

Le petit exemplaire imprimé, possédé par la Bibliothèque municipale de Nancy, est curieux par ses annotations manuscrites, suivant une coutume chère aux bibliophiles des siècles précédents, enclins à épandre çà et là de leur prose, et, au besoin, de leurs vers. Nous lisons ici, en manière de dédicace : *Collegio regali medicorum nanceianorum, 1753, dedit Nic(olas) Jos(eph) Gonnaud d(octor) m(edicus).*

C'est donc un respectable exemplaire feuilleté, entre deux ordonnances, par les maîtres de la docte faculté au dix-huitième siècle, avec une intelligente attention. Par distraction, Les Charlot impriment à la page 16 : « Cette institution n'est point escrite en la Patente. » A quoi Gonnaud réplique en marge aussitôt : « Elle y est escrite. » De même, à la page 21 : « Cesté institution n'est point insérée dans la Patente » et le répons : « Elle y est insérée. »

A la suite de cette publication, Les Charlot nous livrent les noms des dix maîtres apothicaires de la ville de Nancy, « qui ont obtenus et fournis aux frais de leurs statuts », savoir :

> Jean Sirejean,
> Claude Hermant,
> Claude Alba,
> Noble Christophe Barot,
> François Louis Urbain,
> Louis Alary,

([1]) Rogéville, *Dictionnaire historique des ordonnances de la Lorraine et du Barrois.* Nancy, Leclerc, 1777, t. I, p. 13-24.

Fleurant Grillot,
Nicolas Guillemin,
François Gabriel Collignon,
Sébastien Mangin *dit* Dardeville.

A lire ces noms bien lorrains, on croirait, en vérité, feuilleter un de nos modernes annuaires.

Tels furent les statuts octroyés par Son Altesse aux maîtres apothicaires de Nancy, nos devanciers, et nous, les pharmaciens actuels, nous continuons, en nos officines, à préparer encore ces mêmes médicaments aux vertus éternelles, avec le même esprit de corps, avec parfois les mêmes règlements.

*
* *

DE 1665 A LA RÉVOLUTION

Ces lettres patentes fixaient définitivement les règlements concernant la corporation, aussi les ordonnances ultérieures sont-elles purement confirmatives.

Au règne troublé de Charles IV succéda un règne plus tranquille, celui du duc Léopold. Les ruines, accumulées pendant de longues années, se relevèrent peu à peu et les institutions se réorganisèrent. Pour repeupler ses États, et en particulier faire refleurir les arts, l'industrie et le commerce, Léopold Ier rendit, le 2 avril 1698, une ordonnance portant permission à toute personne de quelque profession qu'elle puisse être, à la réserve des chirurgiens, apothicaires et orfèvres, de s'établir dans ses États pendant cinq ans et de travailler de sa profession sans être obligé de faire apprentissage ou chef-d'œuvre (1).

---

(1) ROGÉVILLE, *Recueil des ordonnances de Lorraine,* t. I, p. x

Quelques mois plus tard, le 6 janvier 1699, un édit réglementait les études à l'Université de Pont-à-Mousson. Les articles 35, 36, 37 de cet instrument nous montrent la considération dont jouissait la pharmacie à cette époque. Elle se rattache à la médecine, et son art requérait les connaissances les plus étendues, pour que les médicaments, nécessaires au rétablissement de la santé, fussent préparés avec le soin le plus attentif.

En conséquence, il est permis aux professeurs en médecine de l'Université de Pont-à-Mousson d'établir et assurer en cette ville l'exercice de la pharmacie, conformément aux règlements usités à Nancy.

Parallèlement, les 19 et 20 juillet 1699, des lettres d'insinuation nommaient à Épinal des pharmaciens dans les mêmes conditions. Les lettres patentes de 1665 régiront dorénavant l'art pharmaceutique dans toute la Lorraine (1).

Au siècle suivant, ces décrets se trouvaient confirmés soit par Léopold, soit par Stanislas, avec quelques petites modifications dans la lettre : tel le nom de pharmacien substitué bientôt à celui d'apothicaire.

Enfin, pour clore notre historique, il convient de mentionner une imposition établie, en 1694, sur le corps des apothicaires, afin de rétribuer certains officiers auditeurs examinateurs de leurs comptes et deniers, officiers créés, au mois de mars, par ordre du Roi, maître encore de la Lorraine. Pour satisfaire à ces dépenses, le 1er mars 1695, un emprunt de 200 livres fut contracté auprès du sieur Grison, notaire, par le sieur Harmant, premier juré, le sieur Sirejean, second juré, les sieurs Parterre, Allary, Fondreval et Simonnaire, constituant, comme on le verra au chapitre suivant, le corps entier des maîtres apothicaires. La somme

---

(1) Archives M.-et-M., D 89.

fut remboursée, avec ses intérêts, à la fille du prêteur, et le contrat rayé du garde-notes le 18 mars 1716 (¹).

Cette organisation, dont nous avons étudié les étapes successives, devait subsister jusqu'à la Révolution française, où notre profession, subissant la réforme générale, reçut, le 8 germinal an IV, les statuts définitifs qui nous régissent encore aujourd'hui.

---

(1) Registre des maîtres apothicaires, p. 112.

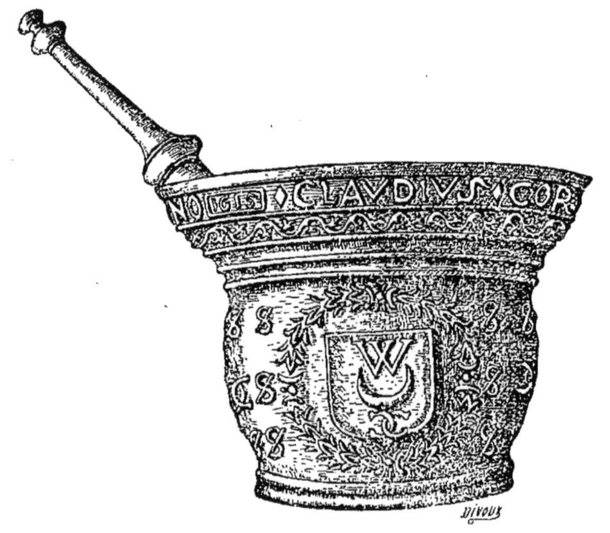

MORTIER DE CLAUDE CORDIER, APOTHICAIRE A TOUL

(Hauteur : 11 centimétres)

CLAVDIVS. CORDERIVS. PHARMACOPÆVS.
TVLLENSIS. ME. FIERI CVRAVIT. ANNO.
1615.

(Collection de MM. Monal.)

CHAPITRE II

LA VIE CORPORATIVE

———

LA CORPORATION

Un de nos maîtres, dont le nom a acquis en notre profession une grande autorité, Jean de Renou, traçait, vers
cette époque, le portrait idéal du parfait apothicaire et il
écrivait : « Celui qui veut estre honoré du nom de vray
pharmacien doit estre doué d'une probité de mœurs
pareille à celle d'un philosophe : car il tient en ses mains
la maladie et la santé, la vie et la mort des hommes. »
Chacun de nos devanciers devait, en outre, posséder « un
bon jugement et bien rassis, estre infatigable au travail,
vivre sans envie, sans avarice et chicheté » (¹). En un mot,
le bon Renou exigeait de nos anciens la santé morale en
un parfait équilibre de leurs actes et de leurs facultés, *mens
sana in corpore sano*. Ce noble portrait, il est vrai, pouvait
être revendiqué par quiconque est épris ici-bas de perfec-
tionnement. Il serait inutile de rechercher, ici, si nos devanciers se conformaient à ce texte et satisfaisaient à cette figure,
pour se parer, en leur officine et dans le commerce de leurs
semblables, de toutes les vertus et de toutes les qualités. Il
nous suffit de savoir qu'ils vivaient dignement, avec leurs
défauts sans doute, mais du moins en parfaite intelligence,

———

(1) Jean DE RENOU, *Œuvres pharmaceutiques*. Traduction Louis de Serres.
Lyon, Nicolas Gay, 1637, in-folio de 762 pages, p. 3.

entretenant les meilleurs rapports également avec le corps des médecins et des chirurgiens, au grand bénéfice du public et conformément à la teneur des règlements.

Si un conflit survenait au sein de la corporation, il était bientôt apaisé, chacun témoignant de sa bonne volonté et de ses sentiments conciliateurs; les maîtres jurés intervenaient et les parties respectaient avec discipline la décision, prise en toute justice. Si, parfois, les maîtres apothicaires, arrachés à la paix de leurs cornues, affirmaient des instincts combatifs envers les parasites de leur profession, dont ils devaient se délivrer, leur geste était ferme, mais mesuré. Ils dépouillaient leurs colères et leurs rancunes, pour défendre avec sérénité les intérêts supérieurs de la corporation, et, par là, les intérêts les plus vitaux de la société elle-même. Cette haute tenue leur assurait le respect de leurs concitoyens, comme il est constaté par la lettre des règlements. Nombreux furent les apothicaires anoblis par les ducs au seizième et au dix-septième siècle, en récompense de leurs bons et loyaux services, comme on le verra plus loin. La considération dont jouissait à juste titre notre corporation lui avait, dans les cortèges, assuré le pas sur toutes les autres, les apothicaires figurant entre les médecins et les chirurgiens.

Nous possédons une curieuse affiche, réglant protocolairement la marche des corps constitués pour la procession de la Fête-Dieu, célébrée le matin du jeudi 24 juin 1666, à laquelle, en personne, assistait Son Altesse, revenue en ses États après un long exil. Feuillet jauni, vieux caractères, cet imprimé est pour nous un document suggestif et évocateur; il le fut également pour un obscur collectionneur, dont les ciseaux odieux détachèrent, au bas de ce tableau, le sceau appliqué comme illustration et comme authenticité. Ainsi, aux lieux les plus sacrés, se débitent les reliques et se dis-

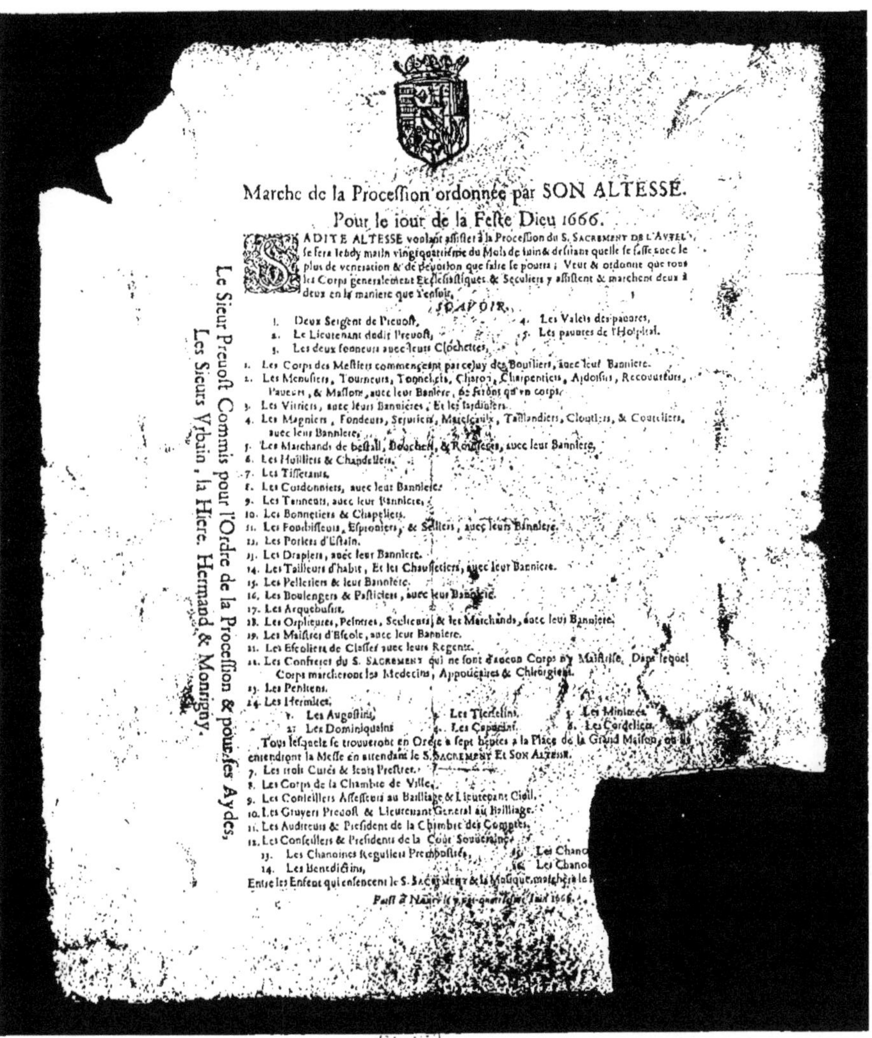

Marche de la Procession ordonnée par SON ALTESSE.

Pour le iour de la Feste Dieu 1666.

LADITE ALTESSE voulant assister à la Procession du S. SACREMENT DE L'AVTEL qui se fera lebdy matin vingtquatriesme du Mois de Iuin, & desirant quelle se fasse auec le plus de veneration & de deuotion que faire se pourra; Veut & ordonne que tous les Corps generalement Ecclesiastiques & Seculiers y assistent & marchent deux à deux en la maniere que s'ensuit,

SÇAVOIR,

1. Deux Sergent de Preuost,
2. Le Lieutenant dudit Preuost,
3. Les deux sonneurs auec leurs Clochettes,
4. Les Valets des pauures,
5. Les pauures de l'Hospital.

1. Les Corps des Mestiers commençant par celuy des Bouliers, auec leur Banniere.
2. Les Menusiers, Tourneurs, Tonneliers, Charon, Charpentiers, Ardoisius, Recouureurs, Paueurs, & Masson, auec leur Baniere, & seront qu'en corps.
3. Les Vitriers, auec leurs Bannieres; Et les Iardiniers.
4. Les Magniers, Fondeurs, Serruriers, Marescaulx, Taillandiers, Cloutiers, & Couteliers, auec leur Banniere,
5. Les Marchands de bestail, Bouchers, & Rouisseris, auec leur Banniere,
6. Les Huilliers & Chandelliers,
7. Les Tisserans,
8. Les Cordonniers, auec leur Banniere
9. Les Tanneurs, auec leur Banniere,
10. Les Bonnetiers & Chapeliers.
11. Les Fourbisseurs, Esperoniers, & Selliers, auec leurs Banniere.
12. Les Potiers d'Estain.
13. Les Drapiers, auec leur Banniere.
14. Les Tailleurs d'habit, Et les Chaussetiers, auec leur Banniere.
15. Les Pelletiers & leur Banniere.
16. Les Boulengers & Pasticiers, auec leur Banniere.
17. Les Arquebusiers.
18. Les Orpheures, Peintres, Sculteurs, & les Marchands, auec leur Banniere.
19. Les Maistres d'Escole, auec leur Banniere.
20. Les Escoliers de Classes auec leurs Regents.
21. Les Confreres du S. SACREMENT qui ne sont d'aucun Corps ny Maistrise, Dans lequel Corps marcheront les Medecins, Appoticaires & Chirurgiens.
22. Les Penitens.
23. Les Hermites.

1. Les Augustins,
2. Les Tiercelins,
3. Les Minimes
27. Les Dominiquains
4. Les Capucins,
5. Les Cordeliers

Tous lesquelz se trouueront en Ordre à sept heures à la Place de la Grand Maison, où ils entendront la Messe en attendant le S. SACREMENT Et SON ALTESSE.

7. Les trois Curés & leurs Prestres.
8. Les Corps de la Chambre de Ville,
9. Les Conseillers Assesseurs au Bailliage & Lieutenant Ciuil.
10. Les Gruyers Preuost & Lieutenant General au Bailliage.
11. Les Auditeurs & President de la Chambre des Comptes.
12. Les Conseillers & Presidents de la Cour Souueraine,
13. Les Chanoines Reguliers Premhostré,
14. Les Benedictins,
15. Les Chanoines...
16. Les Chanoines...

Entre les Enfant qui encensent le S. SACREMENT & la Musique, marchera le...

Faict à Nancy le vingt-quatriesme Iuin 1666.

AFFICHE INDIQUANT LES RANG ET PRÉSÉANCE DES CORPORATIONS A LA PROCESSION DU 24 JUIN 1666

Collection de MM. Monal (0m 34 de largeur sur 0m 42 de hauteur).

persent les souvenirs. Nous donnons de cette affiche une
reproduction. En cette cérémonie, de rang en rang, les corporations devaient marcher, selon leur importance, chacune
avec sa bannière, comme il suit :

En tête deux sergents de prévôt, le lieutenant, deux sonneurs
avec leurs clochettes, les valets des pauvres, les pauvres de l'hôpital,
puis :

1° Les bourreliers ;
2° Les menuisiers, tourneurs, tonneliers, charrons, charpentiers,
    ardoisiers, recouvreurs, paveurs et maçons ;
3° Les vitriers et les jardiniers ;
4° Les magniers(¹), fondeurs, serruriers, maréchaux, taillandiers,
    cloutiers et couteliers ;
5° Les marchands de bétail, bouchers et rôtisseurs ;
6° Les huiliers et les chandeliers ;
7° Les tisserands ;
8° Les cordonniers ;
9° Les tanneurs ;
10° Les bonnetiers et les chapeliers ;
11° Les fourbisseurs, éperonniers et selliers ;
12° Les potiers d'étain ;
13° Les drapiers ;
14° Les tailleurs d'habits et les chaussetiers ;
15° Les pelletiers ;
16° Les boulangers et pâtissiers ;
17° Les arquebusiers ;
18° Les orfèvres, peintres, sculpteurs et les marchands ;
19° Les maîtres d'école ;
20° Les écoliers de classe avec leurs régents ;
21° Les confrères du saint Sacrement, n'appartenant à aucun
    corps ni maîtrise, avec lesquels marchaient, sur le même
    pied, les médecins, les *apothicaires* et les chirurgiens.

Suivaient les pénitents, les ermites, les religieux, Augustins, Dominicains, Tiercelins, Capucins, Minimes, Corde-

------

(1) Chaudronniers.

liers, puis les trois curés et leurs prêtres, les corps de la
Chambre de Ville, les conseillers assesseurs au bailliage, le
lieutenant civil, les gruyers, prévôt et lieutenant général au
bailliage, les auditeurs et président de la Chambre des
Comptes, les conseillers et président de la Cour souveraine,
les chanoines Réguliers Prémontrés, les Bénédictins, les
chanoines de Saint-Georges, les chanoines de la Primatiale,
enfin, entre la musique et les enfants de chœur, encensant
le saint Sacrement, marchait le roi du saint Sacrement.

Cette affiche était placardée, chaque année, sur les murs
de la ville (¹).

Cette considération était acquise aux maîtres apothicaires,
non seulement par la dignité de leur vie, mais encore par
leur zèle à exercer leur profession, et à atteindre, en leur art,
la plus haute perfection.

Longtemps, les règlements régissant la corporation furent
provisoires, et nous avons vu comment nos devanciers,
épris de progrès et de supériorité, tinrent à honneur de faire
introduire, à chaque étape de leur évolution, de nouvelles
dispositions pour amender et améliorer ce qui se révélait,
à la pratique, défectueux ou insuffisant.

Les examens, en particulier, semblaient requérir leur
attention et leur vigilance. Ils sont de plus en plus sérieux
et difficiles, ils se multiplient de 2 à 3, les chefs-d'œuvre de
1 à 5, les années d'apprentissage de 3 à 5, avec un stage de
deux années à l'étranger, mesure des plus heureuses, qui
permettait au jeune apprenti, en élargissant son intelligence,
de se tenir au courant des progrès réalisés, au dehors, en
son art, science et profession. Nous, les modernes, nous

----

(1) Cité par Christian PFISTER dans *Histoire de Nancy*, t. III, p. 17,-
175 (note).

avons suivi, avec persévérance, ces bonnes traditions;
aucune de ces découvertes, dont peut, à bon droit, se glo-
rifier notre époque, ne nous laisse indifférents, et nous ten-
dons, vers les travaux les plus divers et les plus complexes
de nos savants, notre attention et notre curiosité toujours
en éveil. Par notre zèle et notre discipline, nous nous
efforçons de réaliser la devise du vrai pharmacien, formulée,
au commencement du dix-neuvième siècle, par un de nos
maîtres, Joseph Virey : « *Science, ordre* et *exactitude* ('). »
Nous écoutons, prêts à les mettre en pratique aussitôt, les
enseignements du professeur Paul Grélot, tombés avec la
plus haute autorité de sa chaire de l'École Supérieure de
Pharmacie de Nancy : « *Nos efforts réunis doivent tendre vers
ce but idéal, faire de la profession pharmaceutique une corporation savante, forte et respectée* (²). »

Connaissant les règlements, édictés successivement au
cours du dix-septième siècle, il nous reste maintenant à
apprendre, avec quelques détails, si possible, touchant leur
vie, les noms de ceux qui embrassèrent à cette époque notre
art et profession, maîtres apothicaires établis en notre ville,
après leur admission à la maîtrise, maîtres jurés ayant reçu
les honneurs, mais astreints également à des devoirs plus
étendus, enfin, apprentis ayant étudié et pratiqué au fond
des officines, pour se fixer à Nancy ou pour disparaître un
jour sans laisser de traces, dispersés par la mort ou par un
départ.

LES MAÎTRES APOTHICAIRES

Du jour où fut ordonnée à peu près régulièrement la
corporation, après les longs et pénibles tâtonnements du

---

(1) Joseph Virey, *Traité de la Pharmacie théorique et pratique.* Paris, 1819.
(2) Paul Grélot, *op. cit.,* p. 303.

début, il put être tenu, avec exactitude, registre de ceux qui exerçaient ou allaient exercer la profession de maître apothicaire. En 1615, furent exclus, par décret, les occupants tenant boutique ouverte, sans avoir satisfait aux examens, chefs-d'œuvre et autres conditions, excepté, cependant, ceux établis antérieurement au mois d'octobre 1611, pour lesquels une pratique déjà longue créait le titre.

Parmi ces derniers, nous relevons les noms de Laurent de Villiers, apothicaire de Madame, Jean de Saulcourt, apothicaire de Son Altesse, Bergeron, Chabassel, Jean de Villiers, le père vraisemblablement de Laurent, Hercules Haultevelle et David Roual ([1]).

Les apothicaires, ayant pourvu aux dispositions du nouveau règlement, furent reconnus et confirmés. Ils figurent au « cathologue » dressé sur le registre des maîtres apothicaires, dont nous avons usé pour écrire le premier chapitre de cette étude. Ils sont au nombre de douze, dont six attachés à la maison de Leurs Altesses ou à celle des princes du sang de Lorraine et fournissant néanmoins le public de drogues et médicaments, savoir :

Claude Breton, maître apothicaire à Monseigneur le cardinal Charles de Lorraine ;
Noble Claude Gaspard, maître apothicaire à Monseigneur le duc François de Lorraine ;
Hanry Didier, maître apothicaire à Nancy ;
Esme Bouton, maître apothicaire à feu Madame de Vaudémont, la douairière ;
David Rousselle, maître apothicaire à Nancy ;
Nicolas Rousselle, maître apothicaire à Monseigneur le marquis de Moy ;

---

(1) Les archives de Saint-Julien citent plusieurs de ces apothicaires, fournisseurs avant 1624 dudit hôpital, les qualifiant « hommes de bien, pieux et amateurs des pauvres ». Dr Paul PILLEMENT, *L'Ancien hôpital Saint-Julien,* dans la *Revue Médicale de l'Est,* t. XXXV, p. 236, 1903.

Jean Frehel, maître apothicaire à Nancy ;

Pierre Voirin, maître apothicaire à Monseigneur le prince de Phalsbourg ;

Christophe Poirot, maître apothicaire à Nancy ;

Noble Nicolas Lambert, maître apothicaire à Nancy ;

Marc de Billault, maître apothicaire à Nancy ;

Jean Pavé, maître apothicaire aux Altesses de Mesdames Douairière et Régnante ([1]).

Nous avons voulu respecter le texte du document, sans en rien changer, mais nous pouvons le compléter en ce qui concerne Claude Gaspard, qui fut aussi, on le verra par ses mémoires, publiés au chapitre suivant, apothicaire de Son Altesse, et Marc de Billault, dont nous avons déjà rencontré le nom et qui fut également apothicaire de Son Altesse.

Le registre de Charles Badel, receveur de « l'insigne Église Monsieur Sainct-George », véritable *Annuaire,* où se peuvent relever les adresses des bourgeois de Nancy en 1628, nous indiquera où étaient situées plusieurs de ces officines. Hanry Didier tenait sa boutique devant Saint-Epvre, angle de la rue de la Boucherie ; Nicolas Rousselle, rue du Four-Sacré ([2]) ; Jean Frehel et Marc de Billault, rue de la Boudière ([3]) ; Jean de Villiers, rue du Chastel ([4]) ; Hercules Haultevelle, place Saint-Epvre, et David Roual (*sic*), rue du Petit-Bourget, aujourd'hui rue du Petit-Bourgeois ([5]).

La corporation paraissait assise sur des bases solides. Cependant il fallut encore sévir et réglementer, tant les

___

(1) Registre des maîtres apothicaires, p. 5-6.

(2) Au bas de la rue Saint-Michel actuelle.

(3) Partie méridionale de la Grande-Rue, proche la rue des Maréchaux.

(4) « Des remparts au sud de la Ville-Vieille, jusqu'à la place Saint-Èvre, courait dans une direction à peu près parallèle à la rue de la Boudière une autre voie longitudinale. Elle s'appelle dans les rôles 1551-1552 et 1571-1572 la rue du Chastel. » Christian PFISTER, *op. cit.,* t. II, p. 274.

(5) Archives M.-et-M., G 663, fol. 1 v°, 4 v°, 6 v°, 11 v°, 14, 27 v°.

abus, un instant réprimés, se renouvelaient; tels, pour employer une comparaison empruntée de circonstance à la botanique, tels renaissent, en nos jardins, le pourpier, le chiendent ou la mercuriale après leur extirpation.

En conformité du nouveau régime, établi en 1623, se firent recevoir à la maîtrise sept apothicaires, savoir :

Jacques de Belleau, le 18 avril 1623;
Joseph Michel, le 25 avril 1623;
Claude Lepage, le 30 avril 1623;
Noble Jean Barot, le 3 mai 1623;
Jean Caillet, apothicaire à Son Altesse, le 10 mai 1623;
François Haudevel, le 31 mai 1623;
Charles Rousselle, le 31 mai 1623 ([1]).

Ce fut, on le voit, une véritable promotion, et il fallait, pour être agréé, produire des titres de bon aloi, sans que nous recherchions si la faveur ne pouvait parfois grossir les mérites du candidat en vue. et faire pencher enfin un plateau un peu léger. Rien ne nous permet, il nous plaît de le confesser, de produire une affirmation aussi téméraire : mais, au contraire, nous pouvons démontrer, par un exemple, combien ces examens étaient sérieux et équitables. Un nommé Jean Peltre subit ses épreuves le 4 juin 1624. Son électuaire solide ayant été jugé insuffisant par le corps des apothicaires, appelés à se prononcer sur le mérite ou le démérite du postulant, ce dernier se vit exclu et refusé et il dut aller s'établir à Saint-Nicolas-de-Port, où, sans doute, les nouveaux règlements n'étaient pas encore en vigueur. Cet échec est gravement et durement enregistré aux archives de la corporation. « Il n'a satisfait à rien », est-il écrit pour sa confusion ([2]).

---

(1) Registre des maîtres apothicaires, p. **6.**
(2) *Ibid.*

Ces épreuves, cependant, étaient peu chargées relativement. Elles furent bientôt renforcées. En 1624, sans que le nouveau régime ait été applicable, selon toute apparence, à Jean Peltre, il fallut, aux termes du règlement du 20 avril, non plus subir un seul examen et produire une seule préparation pour le chef-d'œuvre, mais bien, après justification de trois années d'apprentissage, soutenir deux examens (herborisation et démonstration de drogues) et fournir cinq préparations. Le niveau des études pharmaceutiques se relevait considérablement, sans aucune transition, et, désormais, au regret sans doute de la médiocrité, il sera nécessaire de se condamner à un laborieux apprentissage, de concentrer son énergie et son intelligence sur des études longues et difficiles, pour être reçu à son tour à la maîtrise. Par là fut opérée une sélection des plus heureuses, les nouveaux aspirants devant, pour aborder une profession aussi savante, faire appel à toutes les forces de leur volonté, à toutes les lumières de leur esprit.

Le premier candidat reçu sous le nouveau régime fut Nicolas Rouyer, à la date du 10 septembre 1626. Sans déprécier ses prédécesseurs, le nouveau maître dut acquérir, à ses propres yeux, une supériorité que ces derniers étaient trop justes et trop bienveillants pour lui contester.

Puis vinrent successivement, avec des distances témoignant tant du choix des candidats que de la bonne observation des règlements, en ce qui concerne la limitation du nombre des apothicaires à Nancy :

Philippe Graillot, reçu le 5 novembre 1627 ;
Noble François Somme, reçu le 11 novembre 1628 ;
Charles Lalement, apothicaire à Monseigneur le Cardinal (¹), reçu le 10 mai 1629 ;

----

(1) Le cardinal Nicolas-François de Lorraine.

Jean Gravelle, reçu le 15 juillet 1629;
René Thyriet, reçu le 6 octobre 1629;
De la Haye, reçu le 9 octobre 1629;
Noble George Gaston, reçu le 18 décembre 1631;
Noble Nicolas des Richard, reçu le 19 février 1632;
René Boilot, reçu le 11 janvier 1633;
Anthoine Lejeune, reçu le 26 novembre 1634;
Claude Lambert, reçu le 17 août 1636;
Nicolas Jennois, reçu le 7 mars 1638 ([1]).

Sur ces entrefaites, en 1640, Ferry de Haraucourt, bailli de Nancy, édictait les nouveaux et importants règlements étudiés en détail au chapitre précédent. Les examens deviennent plus rigoureux encore, le temps de l'apprentissage se trouve prolongé et étendu à un stage de cinq années, dont deux passées à l'étranger. A ce régime furent soumis, dès 1639 :

Jean Sirejean, reçu le 27 février 1639;
Claude Harmant, reçu le 3 mars 1639.

Ensuite nous trouvons :

Claude Alba, reçu le 29 mars 1640;
Gabriel du Houx, reçu le 22 septembre 1643;
Noble Christophe Barot, reçu le 17 juin 1653.

Ce dernier, fils de noble Jean Barot, bénéficia, le premier, des dispenses et privilèges, réservés aux fils de maîtres, après un accord établi entre les docteurs en médecine et le corps de la pharmacie. Le postulant, interrogé d'abord sur ses connaissances en général, puis, à quelques jours de là, le matin sur les drogues et le soir sur les plantes, prépara, comme chef-d'œuvre, la seule confection *Hamec major*, à la satisfaction de ses examinateurs. Exempté des droits de

---

(1) Registre des maîtres apothicaires, p. 6-7.

maîtrise, se montant pour les autres à 50 francs (¹), il versa simplement 16 francs barrois pour la confrérie (²).

Après noble Christophe Barot se présentèrent :

François-Louis Urbain, reçu le 9 septembre 1653. Il devint apothicaire de Son Altesse ;

Louis Allary, reçu le 23 décembre 1654.

Fleurant Grillot, né à Toul, dont le nom suit, avait fait ses années d'apprentissage chez Claude Michel, maître apothicaire en cette ville. Ayant épousé la fille de noble Nicolas Lambert, susnommé, son associé pendant deux ans, le dit Grillot demanda l'autorisation de se porter comme aspirant à la maîtrise de Nancy. Assemblés, à cet effet, au logis du sieur Sirejean, le 17 avril 1655, sous la présidence de noble Jean Barot, premier juré, le corps des apothicaires acquiesça à la sollicitation du postulant, eu égard à sa situation de gendre et associé de confrère, et quoique ayant pratiqué son apprentissage en une autre ville. Maître Claude Harmant fut désigné pour lui servir de conducteur. Fleurant Grillot fut reçu le 18 septembre 1656 (³).

Nicolas Guillemin, dernier de la liste, reçu le 15 septembre 1664. Il prêta serment, en séance solennelle, entre les mains du sieur Urbain, susnommé, apothicaire de Son Altesse et premier juré, en présence de deux médecins et du corps entier des maîtres, ses confrères. Il était apothicaire de Monseigneur le duc Nicolas François de Lorraine (⁴).

Cependant, le duc Charles IV octroyait enfin, par lettres patentes du 4 mai 1665, les statuts qui, nous le savons, allaient régir définitivement la corporation des maîtres apothicaires. Sous ce régime, de nouvelles difficultés attendaient le postulant, de qui les connaissances les plus étendues étaient exigées, notamment celle du latin, nécessaire à la

---

(1) Le registre, à vrai dire, porte la mention de « quarrente » francs, en rectification du chiffre de 50 francs, inscrit primitivement. Voir, pour les tarifs, page 51.

(2) Registre des maîtres apothicaires, p. 10-11.

(3) *Ibid.*, p. 32.

(4) *Ibid.*, p. 7-8.

compréhension des ordonnances. Les épreuves devinrent plus sévères encore, un troisième examen fut imposé. On peut regarder comme des savants, au regard de cette époque, tant ils avaient appris et tant ils avaient déjà pratiqué, les maîtres apothicaires qui satisfirent à ces dures conditions, savoir :

François-Gabriel Collignon, reçu le 3 juin 1665 ;
Sébastien Mengin, dit Dardeville, reçu le 17 octobre 1665 ;
Barthelemy Fondreval, gendre de Claude Alba, susnommé, reçu le 7 avril 1675, avec les dispenses usitées et après versement de 25 francs pour la maîtrise, de 8 francs pour la confrérie et de 25 francs pour le droit des statuts ;
Anthoine Parterre, gendre de Jean Sirejean, susnommé, reçu le 9 juillet 1677, avec les dispenses et privilèges, à cause de sa parenté, ayant payé les droits de sceau et la moitié seulement des frais et prêté serment entre les mains du sieur Urbain, premier juré, et en présence de Perrin, médecin, et du corps entier des maîtres apothicaires ;
Jean Simonnaire, reçu le 10 novembre 1677, après avoir prêté serment entre les mains du sieur Claude Alba, premier juré, et acquitté les droits du sceau et des statuts ;
Jean Harmant, fils de Claude Harmant, susnommé, reçu le 13 juillet 1678, avec les dispenses et privilèges, et après avoir prêté serment entre les mains du sieur Claude Alba, premier juré ;
François Belleau, fils de Jacques de Belleau, reçu le 12 décembre 1678, conformément au règlement applicable aux fils de maîtres ;
Jean Sirejean, fils de Jean Sirejean, susnommé, reçu le 17 août 1683, après avoir prêté serment devant le corps des maitres apothicaires, assemblés au logis du sieur Louis Allary, premier juré ([1]).

Le pénultième de cette longue liste, François Belleau, troubla un instant la paix de la corporation. Fils de maître, il se permit, au mépris des règlements, de tenir boutique ouverte, sans avoir passé les examens ni reçu la maîtrise. Enjoint par Fleurant Grillot, au nom des apothicaires, de

---

([1]) Registre des maîtres apothicaires, p. 8-9, 67.

fermer son officine, à moins de satisfaire aux conditions exigées, comme il est constaté en un acte du 9 janvier 1658, le contrevenant prétendit subtilement occuper les lieux au nom de sa mère, veuve de maître, conformément à son droit. Sur une objection que sa boutique était distincte, ayant été transférée hors du logis de cette dernière, il allégua des difficultés avec ses sœurs et beaux-frères. Le procès-verbal, relatant la sommation et la réponse, est signé par François Belleau, Fleurant Grillot, Jean Noirjean, huissier, témoin, et le sieur Chambre, tabellion général du duché de Lorraine. Pierre Villemin, manouvrier, appelé comme second témoin, mais ne sachant écrire, se borna à apposer sur la pièce sa marque ordinaire (¹).

Un procès fut aussitôt engagé. Les maîtres apothicaires adressèrent, le 16 janvier, une requête à Jean-Baptiste Colbert, chevalier, seigneur de Saint-Pouanges (²), Villarcerf (³) et autres lieux, conseiller ordinaire du Roi, intendant de justice, police et finances en Lorraine et Barrois, villes et évêchés de Metz, Toul et Verdun, etc... La procédure suivit son cours régulier : ordonnance, portant assignation aux parties de comparoir par-devant le sieur Serre, commissaire délégué à l'instruction du procès; rapport de ce dernier; déclaration du défendeur, en date du 28 janvier; réplique des demandeurs, avec production des chartes et règlements de la corporation.

Le 18 mars, fut rendu un arrêt, par lequel le sieur François Belleau était condamné à tenir sa boutique fermée, conformément à la requête des maîtres apothicaires, à moins de satisfaire aux conditions imposées par les chartes et règlements, et cela sous peine de subir une amende de

---

(1) Registre des maîtres apothicaires, p. 45.
(2) Saint-Pouange, Aube, arr. Troyes, cant. Bouilly.
(3) Villacerf, Aube, arr. et cant. Troyes.

100 francs. Le défendeur devait, en outre, payer les dépens, taxés à 12 francs, et les « espices » se montant à 6 francs. Cet arrêt portait les signatures de Colbert et de Serre. Il fut signifié, le 22 mars, à François Belleau par le sieur Chardot, sergent au bailliage de Nancy, parlant à la personne de sa femme, avec réitération au sieur Belleau lui-même (¹).

Ce dernier dut payer et céder. Il mena depuis la vie bourgeoise, sembla de dépit abandonner la profession, puis, vingt ans après, se ravisant, il se fit recevoir à la maîtrise, en la séance du 12 décembre 1678. Les apothicaires, on le voit, étaient inflexibles sur la question des règlements, et cette rigidité de principes, à laquelle, on aime à le croire, toute animosité était étrangère, honore grandement notre corporation.

Tel est le tableau complet des maîtres apothicaires ayant exercé, à Nancy, leur art et profession, au cours du dix-septième siècle, dans les deux villes Vieille et Neuve. Ces noms ont disparu de nos façades, de nouvelles dynasties se sont créées. Les officines, où nos pères venaient à justes deniers acheter la santé, offraient, dans le cadre le plus pittoresque et le plus mystérieux, les remèdes salutaires pour la guérison des maladies, humeurs ou vapeurs assaillant notre pauvre humanité. Un vague effroi, comme devant le surnaturel, étreignait le valétudinaire, attendant, muet, la composition de son *apozème* ou la délivrance de ses *trochisques*. Nous avons tenu à reproduire, en illustration, un de ces intérieurs, un peu différents des nôtres : une gravure de Le Clerc où figure comme motif principal le maître apothicaire faisant, en présence de ses confrères, une leçon et démonstration à ses apprentis, un jeune valet exécutant une pesée et un autre activant ses fourneaux ; à droite, par la

____

(1) Registre des maîtres apothicaires, p. 45-46.

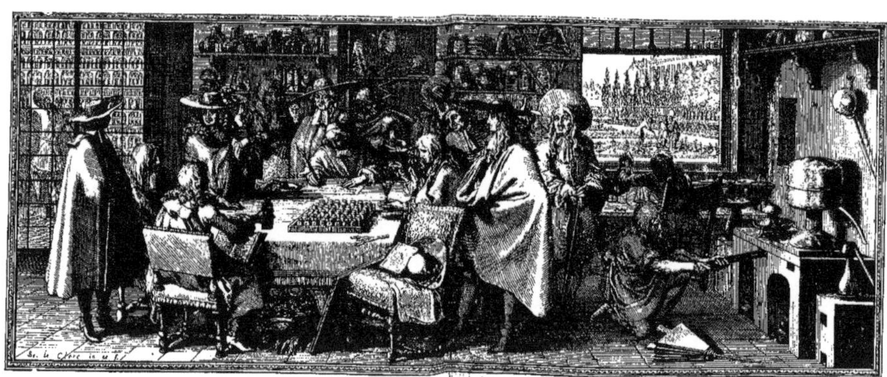

UNE BOUTIQUE DE MAITRE APOTHICAIRE AU XVIIᵉ SIÈCLE

(Collection de MM. Monal.)

Dessiné et gravé par Sébastien Le Clerc, de Metz (1689).

fenêtre ouverte, nous apercevons le jardin botanique et à gauche par la porte vitrée, un coin de la boutique où sont alignés les pots, les « phiolles » et les chevrettes, recélant les juleps, les opiats ou les électuaires.

LES MAÎTRES JURÉS

Sous le régime des corporations, pour les apothicaires comme pour les orfèvres, les cordonniers, les menuisiers, les boulangers ou les taillandiers, les maîtres jurés avaient pour mission de convoquer aux réunions, de concilier les différends, de visiter les boutiques, en un mot de veiller à la stricte observation des règlements et de pourvoir à la bonne administration de la communauté. Les maîtres jurés de notre corporation furent reconnus et leur organisation se trouva définie par le décret du 31 juillet 1640. De fait, ils existaient auparavant, mais avec des pouvoirs un peu flottants. Ils figurent régulièrement à travers les actes de la corporation. Ainsi, en un instrument du 21 août 1634, les maîtres apothicaires Michel et Rousselle interviennent et signent en qualité de maîtres jurés ([1]). A la séance du 10 juillet 1640, tenue pour la réglementation, à laquelle Ferry de Haraucourt allait attacher son nom, le procès-verbal mentionne, comme maître juré présent, François Sommes et porte, comme absent, Jean Barot, second juré ([2]).

Aux termes du décret du 31 juillet 1640, instituant le régime corporatif des apothicaires, les maîtres jurés devaient être élus au nombre de deux, à la pluralité des voix, et cela pour un an. Régulièrement, chaque année, le second

---

(1) Registre des maîtres apothicaires, p. 41.
(2) *Ibid.*, p. 12.

juré devenait premier juré, évinçant le précédent occupant et remplacé lui-même par un nouveau maître. Parfois, la durée de cette fonction devait se prolonger au delà du terme établi, comme, au contraire, être abrégée de quelques mois. La réunion se tenait généralement en septembre, après la fête de la corporation, et nul ne pouvait, à peine d'une amende de 3 francs, se soustraire à cette assemblée, où les intérêts de la corporation étaient débattus. Nous le disions, être juré constituait une charge, mais aussi un honneur, distinction éphémère, passant de confrère à confrère, comme à la paroisse le tour du pain bénit. Ce sage roulement évitait les intrigues et les jalousies. Chacun attendait avec calme le moment de reprendre un pouvoir qui, pour être ainsi partagé, n'en était pas moins ambitionné. Les hommes, souvent, aiment à attirer les regards, ne fût-ce que pour un instant, et même au prix de leur tranquillité.

En application du nouveau règlement, nous trouvons, en 1651, comme maîtres jurés, noble Nicolas Lambert et Claude Alba. Ces noms ont été relevés sur un acte du 18 avril 1651, établissant un accord entre les chirurgiens et les apothicaires, ceux-ci, au nombre de six, savoir : les deux jurés, Jean Sirejean, Claude Harmant, Gabriel du Houx et noble Jean Barot (1).

A partir de 1653, seulement, les maîtres jurés seront portés sur le registre de la corporation, où figurera le procès-verbal de leur nomination, savoir, pour cette année, Jean Barot et, comme assesseur, Gabriel du Houx, avec Jean Sirejean et Claude Harmant, comme conseillers. Au bas de cette pièce signèrent : Nicolas Lambert, Jean Barot, Jean Sirejean, Claude Harmant, Claude Alba, Gabriel du Houx, Christophe Barot, et François-Louis Urbain. Les maîtres apothicaires

---

(1) Registre des maîtres apothicaires, p. 21.

sont donc au nombre de huit, ou plus exactement, de sept, les deux Barot, père et fils, tenant la même boutique (¹).

En 1655, 9 septembre, nomination de Gabriel du Houx, comme premier juré, et de Jean Sirejean, comme deuxième juré, avec Claude Harmant et Claude Alba, comme conseillers. En outre, Jean Barot, dépossédé par ce roulement de sa primauté, recevait, en compensation, la maîtrise de la confrérie. On compte alors à Nancy huit apothicaires, Louis Allary ayant été reçu membre de la corporation (²).

En 1656, 11 septembre, nomination de Jean Sirejean, comme premier juré, et de Claude Harmant, comme second juré, avec Claude Alba et Christophe Barot, comme conseillers. On remarquera le glissement du premier conseiller, promu second juré, en participation au même mouvement, sans que toutefois ce fût une règle. La mort de Nicolas Lambert réduisait à sept le nombre des maîtres apothicaires (³).

En 1658, 8 octobre, nomination de Claude Harmant, comme premier juré, et de Christophe Barot, comme deuxième juré, avec Jean Barot et Jean Sirejean, comme conseillers (⁴).

En 1661, 9 septembre, nomination de Christophe Barot, comme premier juré, et de François-Louis Urbain, comme second juré (⁵).

En 1662, 9 septembre, nomination de François-Louis Urbain, comme premier juré, et de Louis Allary, comme second juré (⁶).

----

(1) Registre des maîtres apothicaires, p. 30.
(2) *Ibid.*
(3) *Ibid.*, p. 37.
(4) *Ibid.*
(5) *Ibid.*, p. 38.
(6) *Ibid.*

En 1664, 18 septembre, nomination de Louis Allary, comme premier juré, et de Jean Barot, comme deuxième juré, avec François-Louis Urbain et Christophe Barot, comme conseillers (¹).

En 1665, 4 février, remplacement de Jean Barot, décédé, par Jean Sirejean (²).

Les lettres patentes du 4 mai 1665 devaient apporter quelques modifications au régime des maîtres jurés et en faire une fonction moins ouverte, et par là, plus autorisée et plus honorifique. Pour accéder dorénavant à cette charge et dignité, il fallait avoir exercé et pratiqué, pendant dix années consécutives, l'art et profession de maître apothicaire. Il était sagement tenu compte de l'expérience acquise. On évitait ainsi de voir les anciens obéir et céder aux jeunes, quand ces derniers avaient été appelés, suivant leur tour, à la tête de la corporation. A la pratique, on dut reconnaître les inconvénients de cette situation, peut-être affirmés par de menus incidents, dont la connaissance ne nous est point parvenue. Ces statuts maintinrent, pour les apothicaires, l'obligation d'assister aux séances, où se nommaient les maîtres jurés et les conseillers, mais en réduisant l'amende de 3 francs à 6 gros. Ce rabais est un indice que ces réunions étaient suivies avec assiduité et la lecture du procès-verbal confirme encore cette impression.

En 1665, 10 septembre, nomination, suivant le nouveau régime, de Jean Sirejean, comme premier juré, et de Claude Harmant, comme second juré, avec Christophe Barot et François-Louis Urbain, comme conseillers (³).

En 1666, 9 septembre, nomination de Claude Harmant,

---

(1) Registre des maitres apothicaires, p. 38.
(2) *Ibid.*, p. 39.
(3) *Ibid.*

comme premier juré, et de Claude Alba, comme second juré, avec Jean Sirejean et François-Louis Urbain, comme conseillers (¹).

En 1667, 7 octobre, nomination de Claude Alba, comme premier juré, et de Fleurant Grillot, comme second juré, avec Barot et Allary, comme conseillers.

Le lendemain, 8 octobre, nouvelle réunion des huit apothicaires de Nancy, Alba, Grillot, les deux Barot, Mengin, Collignon, Guillemin et Harmant. Remise par ce dernier des papiers et titres de la corporation entre les mains de Claude Alba, élu la veille premier juré, comme il est attesté par les signatures au procès-verbal des maîtres apothicaires (²).

En 1668, 10 septembre, nomination de Fleurant Grillot, comme premier juré, et de Christophe Barot, comme second juré, avec Jean Sirejean et Claude Alba, comme conseillers. Les papiers passent de Claude Alba à Christophe Barot, les archives participant au même mouvement (³).

En 1669, 9 septembre, nomination de Christophe Barot, comme premier juré, et de Louis Allary, comme second juré, avec Claude Harmant et François-Louis Urbain, comme conseillers (⁴).

En 1670, 9 septembre, maintien du même bureau (⁵).

En 1674, 10 septembre, nomination de Louis Allary, comme premier juré, et de François-Gabriel Collignon, comme second juré, avec Barot et Alba, comme conseillers (⁶).

---

(1) Registre des maîtres apothicaires, p. 40.
(2) *Ibid.*
(3) *Ibid.*, p. 47.
(4) *Ibid.*
(5) *Ibid.*
(6) *Ibid.*, p. 48.

En 1675, 9 septembre, nomination de François-Gabriel Collignon, comme premier juré, et de François-Louis Urbain, comme second juré, avec Allary et Barot, comme conseillers (1).

En 1676, 9 septembre, nomination de François-Louis Urbain, comme premier juré, et de Claude Alba, comme second juré, avec Gabriel Collignon et Louis Allary, comme conseillers (2).

En 1677, 9 septembre, nomination de Claude Alba, comme premier juré, et de Claude Harmant, comme second juré, avec Louis Allary et Sébastien Mengin, dit Dardeville, comme conseillers (3).

Le 27 juin 1678, remplacement de Claude Harmant, décédé, par Sébastien Mengin, dit Dardeville, comme second juré, avec François-Louis Urbain, comme conseiller (4).

Le 9 septembre de la même année, nomination de Louis Allary, comme premier juré, et de François-Louis Urbain, comme second juré, avec Claude Alba et Barthélemy Fondreval, comme conseillers, ce dernier étant, en outre, élu maître de la confrérie. La place de premier juré revenait, de droit, à Dardeville. Mais nous soupçonnons que la corporation subit alors une crise et que la discorde régna, soudain, au camp des apothicaires. Dardeville manqua à la séance, dont il devait avoir les honneurs ; il y eut apparemment une discussion entre ses partisans et ses adversaires, sinon même, comme en certaines assemblées, des pugilats échangés. Le procès-verbal porte, en effet, cette mention accusatrice : « Les maîtres, après toutes affaires vidées, sont

---

(1) Registre des maîtres apothicaires, p. 48.

(2) *Ibid.*

(3) *Ibid.*, p. 49.

(4) *Ibid.*, p. 50.

demeurés tous quittes les uns avec les autres et bons amis, tesmoing leur cinq ceseaux (*sic*). » Signèrent au procès-verbal : Allary, Urbain, Alba, Grillot, Parterre, Simonnaire, Harmant fils, Fondreval (¹).

En 1679, 9 septembre, nomination de François-Louis Urbain, comme premier juré, et, cette fois, de Mengin Sébastien, dit Dardeville, comme second juré, avec Barthélemy Fondreval et Anthoine Parterre, comme conseillers (²).

En 1680, 9 octobre, nomination de Mengin Sébastien, dit Dardeville, comme premier juré, et de Louis Allary, comme second juré, avec les mêmes conseillers (³).

En 1683, 8 avril, nomination de Louis Allary, comme premier juré, et de Barthélemy Fondreval, comme second juré (⁴).

En 1684, 27 septembre, nomination de Barthélemy Fondreval, comme premier juré, et de Anthoine Parterre, comme second juré (⁵).

En 1686, 9 septembre, nomination de Anthoine Parterre, comme premier juré, et de Jean Simonnaire, comme second juré (⁶).

En 1688, 9 septembre, nomination de Jean Simonnaire, comme premier juré, et de Jean Harmant, comme second juré (⁷).

Ce même jour, le coffre des papiers de la corporation passe de Louis Allary, qui en était dépositaire, aux mains des maîtres jurés, qui assumèrent la garde de ces archives.

---

(1) Registre des maîtres apothicaires, p. 50.
(2) *Ibid.*, p. 51.
(3) *Ibid.*
(4) *Ibid.*, p. 52.
(5) *Ibid.*
(6) *Ibid.*, p. 53.
(7) *Ibid.*

Nous pouvons présumer que ce meuble doit être identifié avec le coffre massif, cerclé de fer et muni de deux serrures, qui échut à notre père, avec les titres et registres de la corporation, et que nous offrîmes un jour au Musée lorrain.

En 1691, 10 septembre, nomination de Jean Harmant, comme premier juré, et de Jean Sirejean, comme second juré ([1]).

La prochaine réunion eut lieu le 7 septembre 1708 : elle est donc étrangère à notre étude. A la fin du dix-septième siècle, le nombre des maîtres apothicaires se trouve réduit à 6, savoir : Harmant, Sirejean, Allary, Fondreval, Parterre et Simonnaire ([2]). Nancy comptait alors 10.000 habitants environ ([3]).

On a pu remarquer avec quelle régularité fonctionnait cet organisme, dont les membres, obéissant sans réserve à la règle, exécutaient, chacun à son rang, la fonction qui lui était dévolue. La corporation des maîtres apothicaires pouvait donc, par son ordonnance sinon par son importance, prétendre à la primauté dont elle était honorée dans les cortèges.

LES APPRENTIS

Aucune faculté ou école n'existait alors à Nancy, pour dispenser aux futurs apothicaires la science, tombée de la chaire sur les jeunes intelligences. Ils devaient apprendre en pratiquant, et puiser, dans les seules officines, les connaissances nécessaires pour exercer, un jour, l'art et profession

---

(1) Registre des maîtres apothicaires, p. 54.

(2) *Ibid.*

(3) LEPAGE, dans les *Archives de Nancy,* t. II, p. 305, donne pour les deux villes, en 1698, 1.745 chefs de famille, 470 veuves, sans compter les domestiques et les maisons religieuses.

de pharmacien. Le patron devenait ainsi le maître, qui enseignait, en donnant à son apprenti, pour les formules et les préparations, telles explications dont son inexpérience avait besoin. Cet élève serait un jour un confrère et, de plus, un concurrent : le souci de l'intérêt particulier était rejeté, évincé par la seule considération de la digne et honorée corporation, dont ils seraient l'un et l'autre les membres respectés.

A partir de 1648, les apprentis figurent régulièrement sur le registre de la corporation. Ils devaient verser un droit de 8 francs, applicable à la confrérie. Cette taxe se percevait tantôt au début, tantôt au cours de l'apprentissage, parfois même lors de la réception à la maîtrise. L'inscription se prenait, soit le 9 septembre, en la séance où les maîtres apothicaires débattaient les intérêts de la corporation, soit parfois ultérieurement. Grâce à cette fiscalité, les noms des apprentis nous sont aujourd'hui connus. Nous donnons ici la liste de ces inscriptions :

Nicolas Renault, né à Bourmont(¹), a payé le 11 septembre 1648 ;

Nicolas-François Noël, né à Nancy, a payé le 27 septembre 1650 ;

Jean Navel, né à Nancy, a payé le 14 janvier 1655 ;

Florent Grillot, né à Toul, a payé le 17 avril 1655 ;

Jean Thiry, né à Épinal, apprenti au logis de M. Harmant, a payé le 8 juin 1656 ;

Simon Leduc, fils de Simon Leduc, droguiste, apprenti au logis de M. Harmant, a payé en 1657 ;

Claude Callet, né à Luxu (²), apprenti au logis de M. Sirejean, a payé en 1660 ;

Jean Viterne, né à Nancy, apprenti au logis de M. Urbain, a payé le 8 septembre 1662 ;

------

(1) Bourmont (Haute-Marne), arr. Chaumont, chef-lieu de canton.
(2) Luxu, vraisemblablement Luxeuil.

Claude Robert, né à Vaucouleurs, apprenti au logis de M. Harmant, a payé le 9 juin 1664 ;

Sébastien Mengin, dit Dardeville, né à Nancy, apprenti au logis de Anthoine Lejeune, a payé le 14 juillet 1664 ;

Nicolas Guillemin, né à Nancy, apprenti au logis de M. Frehel, a payé le 31 juillet 1664 ;

François-Gabriel Collignon, né à Nancy, apprenti au logis de Claude Harmant, a payé le 20 octobre 1664 ;

Dieudonné Sirejean, fils de maitre, a payé le 13 mai 1670 ;

Barthélemy Fondreval, gendre de Claude Alba, a payé le 6 juin 1670 ;

Charles Philpin, né à Pont-à-Mousson, apprenti au logis du sieur Harmant, a payé le 17 août 1670 ;

Jean Henriot, né à Paris, apprenti au logis du sieur Urbain, a payé le 10 septembre 1674 ;

Jean Harmant, né à Nancy, fils de Claude Harmant, a payé le 9 septembre 1676 ;

Jean Bedel a payé le 9 septembre 1676 ;

Charles-Sébastien Grillot, fils de Florent Grillot, a payé le 9 septembre 1676 ;

Anthoine Parterre, gendre de M. Sirejean, a payé le 9 mars 1677 ;

Jean Simonnaire, né à Saint-Dié, a payé le 15 juillet 1677 ;

Jean-Nicolas Fortel, né à Pont-Saint-Vincent, a payé le 9 septembre 1677 ;

Florent Simonin, apprenti au logis du sieur Urbain, a payé le 9 septembre 1678 ;

Charles Hanriot, apprenti au logis du sieur Parterre, a payé le 9 septembre 1678 ;

François Belleau a payé le 12 décembre 1678 ;

François-Charles Vaultrin, né à Dieuze, apprenti au logis du sieur Allary, a payé le 30 janvier 1683 ;

Jean Sirejean, fils de maitre, né à Nancy, a payé le 28 avril 1683 ;

Louis-Nicolas Gabriel, fils de Gabriel Gabriel, né à Saint-Nicolas, apprenti au logis du sieur Allary, a payé le 20 mars 1685 ;

George Bastien, né à Vaucouleurs, apprenti au logis du sieur Harmant, a payé le 9 septembre 1686 ;

André Jadelot, né à Dieuze, apprenti au logis du sieur Parterre, a payé le 8 mars 1688 ;

Claude Herpin, né à Nancy, apprenti au logis du sieur Fondreval, a payé le 9 septembre 1688 ;

Nicolas Virion, né à Mé ([1]), apprenti au logis du sieur Parterre, a payé le 2 août 1690 ;

Robert Sambœuf, né à Dun ([2]), apprenti au logis du sieur Allary, a payé le 7 avril 1691 ;

François Fondreval, fils de Barthélemy Fondreval, a été reçu apprenti au logis de son père, le 19 septembre 1693, sans payer le droit ;

Jean-François du Poisson, apprenti au logis de M. Parterre, a payé le 9 septembre 1694 ;

Jean-Joseph Vaultrin, né à Dieuze, apprenti au logis de M. Harmant, a payé le 10 octobre 1694 ;

Jean Luc, né à Nancy, apprenti au logis de M. Fondreval, a payé le 23 janvier 1695 ([3]).

Sur 37 inscrits, 10 seulement, à en juger du moins par le registre, devaient exercer leur profession à Nancy, savoir : Florent Grillot, Sébastien Mengin, dit Dardeville, Nicolas Guillemin, François-Gabriel Collignon, Barthélemy Fondreval, Jean Harmant, Anthoine Parterre, Jean Simonnaire, François Belleau et Jean Sirejean. Les officines, les plus volontiers fréquentées par la jeunesse, sont celles de Harmant avec 7 apprentis, de Parterre avec 4 apprentis, de Fondreval et d'Urbain avec 3 apprentis. Allary forma deux élèves, Sirejean, Frehel, et Lejeune un seul. Malgré quelques lacunes pouvant faire fléchir ces données, nous obtiendrions, par ce rapprochement, une échelle, graduant en quelque sorte l'importance et la capacité des apothicaires de la bonne ville de Nancy, sans oublier toutefois que le maître le plus savant pouvait posséder un caractère rebutant les jeunes gens amis du bon accueil.

---

(1) Metz.

(2) Dun-sur-Meuse (Meuse), arr. Montmédy, chef-lieu de canton.

(3) Registre des maîtres apothicaires, p. 43-44, 113-114.

LES ANOBLIS

Par la dignité de leur vie, nos devanciers méritaient la considération dont ils étaient justement entourés. De nombreux apothicaires furent honorifiés par nos ducs et, en récompense de leurs loyaux services, reçurent, pour eux et pour leurs descendants, des armoiries. Les lettres patentes à eux octroyées, celles par exemple accordées à Claude Gaspard, le 10 janvier 1628, contiendront les louanges les plus flatteuses. Nous publions *in extenso* ce document à la fin de cet ouvrage.

La collation de la noblesse aux maîtres apothicaires devait, un jour, souffrir quelques difficultés, en raison des objections opposées par les gentishommes de vieille souche. Préparer des médicaments pour les vendre ensuite au public, était-ce honorer le sang reçu des aïeux ? était-ce au contraire *déroger* ? La question fut gravement débattue ; on distingua subtilement les maîtres qui pratiquaient un art et ceux qui exerçaient une profession. Mieux valait, au regard des opposants, souffler dans le verre (¹), plutôt que de préparer, au fond des cornues, les remèdes nécessaires à la santé du corps et à la conservation de la vie. Bref, les métiers manuels, en général, étaient considérés à cette époque comme une *dérogeance.* Aussi le duc Léopold dut-il, au commencement du dix-huitième siècle, reviser les titres possédés par les nobles et par les anoblis.

En 1702, pour sortir un instant de la période historique à laquelle nous nous sommes attaché, César Serre, avocat à la cour et au siège de Bar, descendant de Antoine Serre, bourgeois de Nancy, anobli en 1556, mais

---

(1) Allusion aux gentilshommes verriers.

fils de maître apothicaire, ayant exercé cette profession, dut adresser une requête aux fins de *réhabilitation*, suivant le terme consacré : ce qui lui fut accordé par lettres du 7 mai 1704 ([1]).

Quelques années après, Charles-Christophe Barot, fils de Christophe Barot et petit-fils de Jean Barot, dont nous avons rencontré les noms, ayant voulu faire entériner les lettres de noblesse accordées, le 22 février 1634, à son aïeul par le duc Nicolas-François et des lettres confirmatives à lui-même délivrées par le duc Léopold, le 16 mai 1705, le procureur général de Lorraine et Barrois fit opposition à leur enregistrement, alléguant que, mise hors de cause la parfaite honorabilité de la personne, avoir exercé la profession de maître apothicaire et tenu boutique ouverte constituait une dérogeance, aggravée encore par la mésalliance de Barot père, lequel avait épousé une fille de bourgeois. En vain l'impétrant adressa requête sur requête, produisant des lettres de réhabilitation, concédées par Léopold le 22 février 1706, la Chambre réitéra son refus et il fallut la haute intervention du prince lui-même pour obtenir enfin un pénible entérinement. Le chevron d'argent et les trois besants d'or ne furent plus désormais contestés ([2]).

Nombreux furent les maîtres apothicaires anoblis par nos ducs au cours des seizième et dix-septième siècles. Nous citerons chacun de ces noms, ceux même antérieurs au temps de notre étude, ou étrangers à notre cité, afin de montrer, par cette extension, que la noblesse ne fut pas conférée chez nous exceptionnellement. Pour dresser cette liste, nous

---

(1) Henri Lepage et Léon Germain, *Complément au Nobiliaire de Lorraine.* Nancy, 1885, in-8 de 388 pages, p. 320, n° 1496.

(2) *Ibid.*, p. 45.

nous sommes référé au *Nobiliaire* de dom Pelletier ([1]), ouvrage faisant autorité en la question.

LISTE DES MAITRES APOTHICAIRES
ANOBLIS PAR LES DUCS DE LORRAINE DE 1505 A 1705

SOUS LE DUC RENÉ II

Génin Vailly ou Le Vuilly, apothicaire de la reine de Sicile ([2]), anobli par lettres du 20 janvier 1504. Il portait : *d'azur à la fasce d'argent, surmontée en chef de deux étoiles d'or et en pointe d'un croissant facé montant d'argent ; l'écu surmonté d'un armet morné, orné de son bourlet et d'un lambrequin aux métaux et couleur dudit écu.*

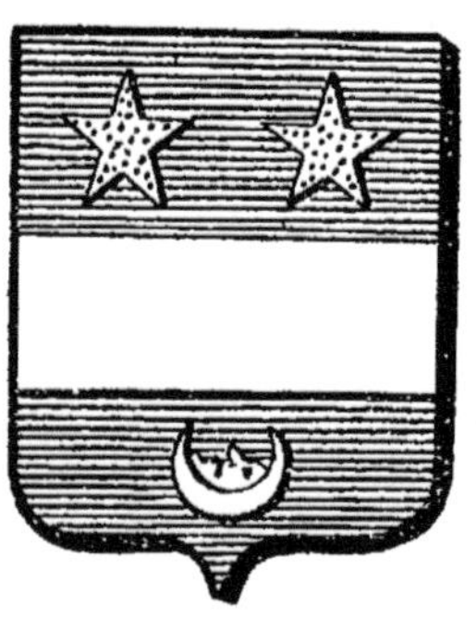

---

(1) Dom Pelletier, *Nobiliaire* ou *Armorial général de la Lorraine et du Barrois.* Nancy, 1758, in-folio.

(2) Philippe de Gueldres, duchesse de Lorraine.

SOUS LE DUC ANTOINE

Jean Chaineaux ou Chesneau, apothicaire à Bar, anobli par lettres du 6 septembre 1519. Il portait : *d'azur, à trois bouteilles d'argent, deux et une, à la bordure de gueules.*

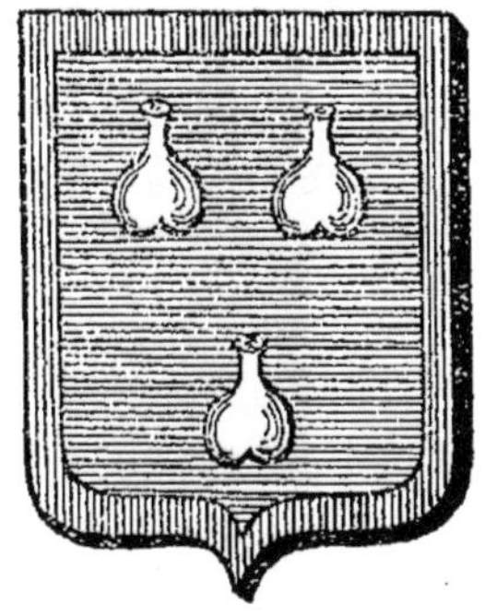

Louis Lepois, apothicaire de Monseigneur, anobli par lettres du 8 janvier 1528. Il portait : *d'azur, à trois pois écossés d'or, posés deux et un; et pour cimier, trois pois de l'écu.*

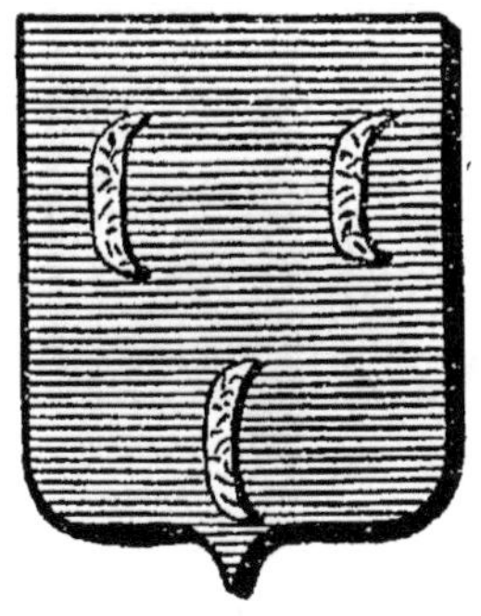

Jean Lemoine, apothicaire du Duc, anobli par lettres du
2 novembre 1537. Il portait : *d'azur au chevron endenté d'or,
accompagné de trois anneaux de même, deux en chef et un en pointe.*

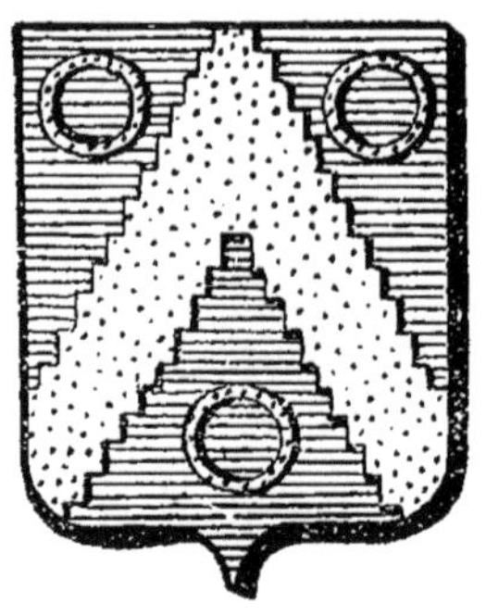

Guillaume Étienne, apothicaire ordinaire du Duc, anobli
par lettres du 28 avril 1561. Il portait : *d'azur au chevron
engrelé d'or, accompagné de trois annelets de même, deux en chef
et un en pointe; et pour cimier, un lion naissant d'or, tenant un
annelet de l'écu.*

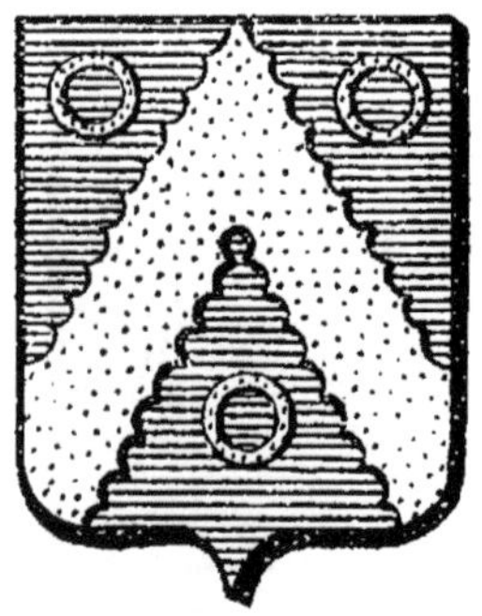

Jean Reboursel, apothicaire de la reine Christine de Danemark (¹), anobli par lettres du 11 février 1563. Il portait : *d'azur à une fasce d'or, chargée de trois têtes de lion arrachées et lampassées de gueules, et accompagnée de trois quintefeuilles d'argent percées du champ, deux en chef et une en pointe ; et pour cimier, une tête de lion de l'écu entre deux pennes d'azur chargée d'une quintefeuille.*

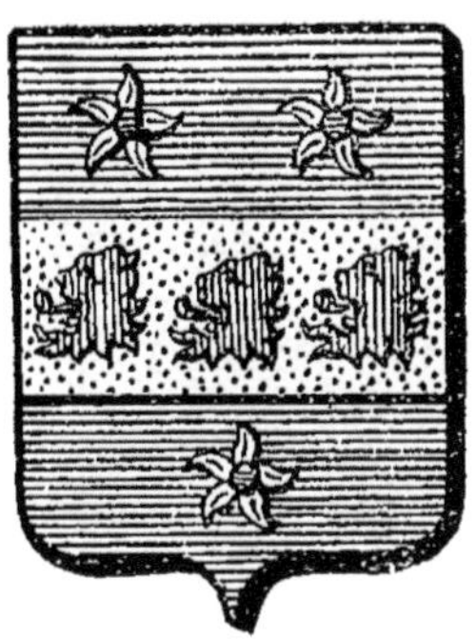

Nicolas Poirot, apothicaire du comte de Vaudémont, anobli par lettres du 10 juin 1571. Il portait : *d'azur à un cygne naissant et essorant d'argent, becqué d'or, coupé et soutenu de même, à trois pals flamboyants et retraits d'azur ; et pour cimier, une tête et col de cygne environnés de sept rais de soleil d'or et d'azur.*

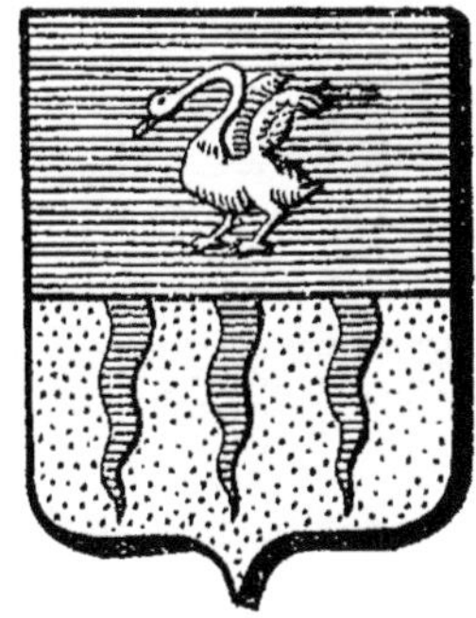

______

(1) Duchesse douairière de Lorraine, mère du duc Charles III.

Antoine Dupaquier, apothicaire à Mirecourt, anobli par lettres du 24 octobre 1572. Il portait : *d'azur au chevron d'or, accompagné en chef de deux étoiles de même et en pointe un tertre à trois coupeaux de sinople; et pour cimier, un dextrochère revêtu d'or, tenant un bouquet de trèfles.*

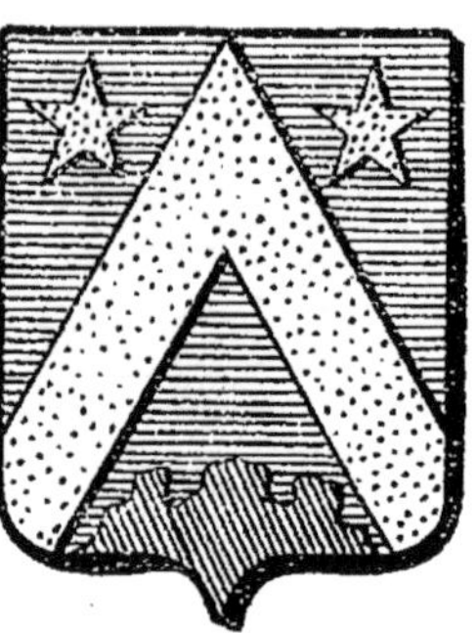

Jean de Villiers, apothicaire de la duchesse douairière ([1]), anobli par lettres du 11 juin 1573. Il portait : *d'azur, à la fasce d'argent, accompagnée de trois grenades tigées d'or, feuillées au naturel, ouvertes de gueules et renversées; et pour cimier, deux pennes palées d'or, d'azur, d'argent et de gueules.*

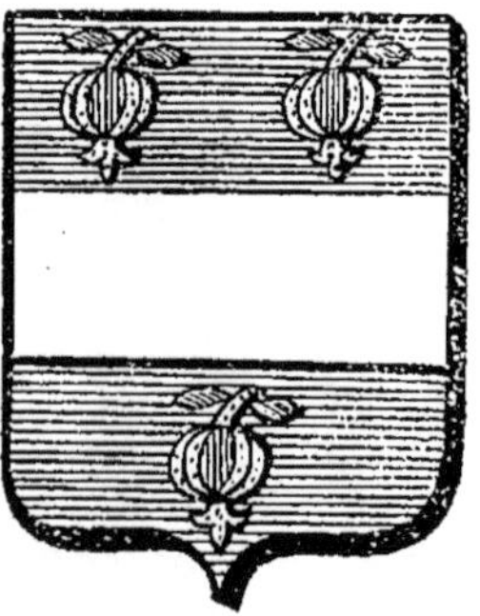

---

(1) Christine de Danemark.

Pierre Regnauld, apothicaire de Son Altesse, confirmé en sa noblesse par lettres du 24 décembre 1578. Il portait : *d'argent à la bande de gueules, chargée d'un lévrier d'or, colleté de même; et pour cimier, le lévrier de l'écu entre deux pennes d'argent et de gueules.*

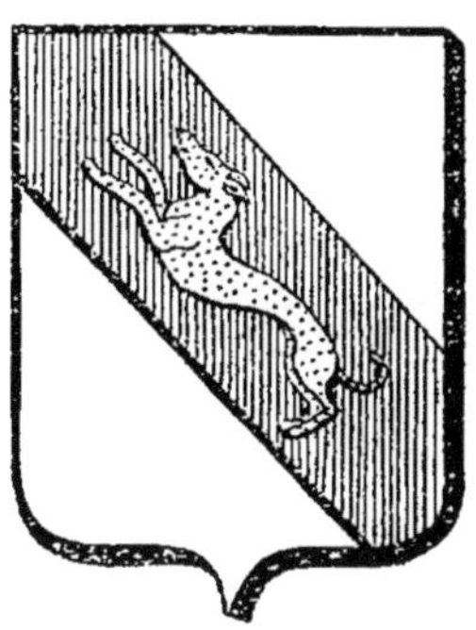

Jean Hanus, apothicaire de la duchesse de Lorraine (¹), anobli par lettres du 15 juin 1579. Il portait : *d'azur à une iumelle d'or, accompagnée en chef de deux roses d'argent et en pointe d'un mufle de léopard d'or; et pour cimier, deux pennes de l'écu, portées d'un armet morné, couvert de son lambrequin, aux métaux et couleur dudit écu.*

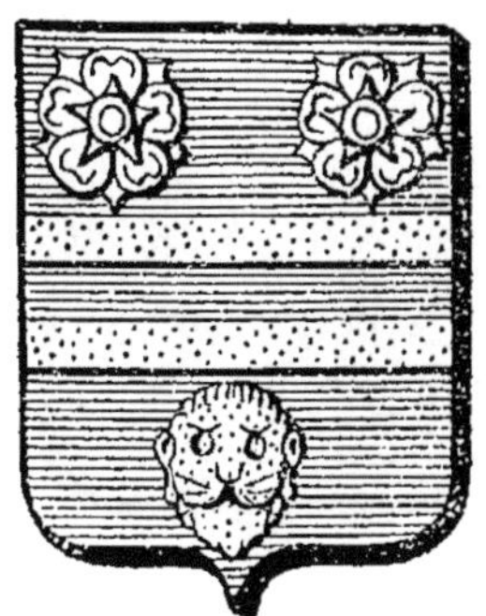

____

(1) Claude de France.

Antoine du Chasteau, apothicaire de feu Madame Claude de France, confirmé en sa noblesse par lettres du 30 septembre 1583. Il portait : *d'azur au portail d'argent.*

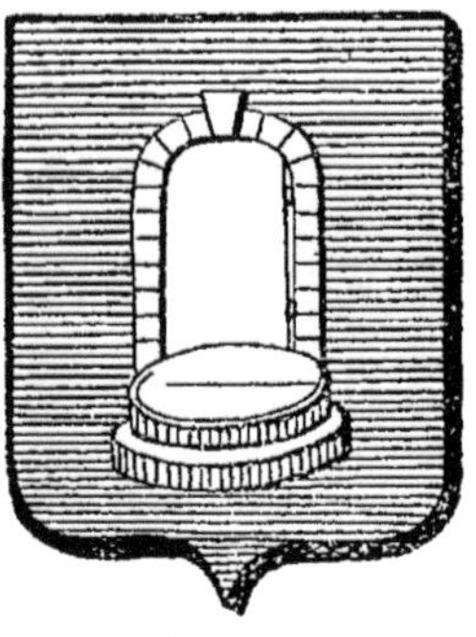

Georges Gallet, apothicaire à Bar, anobli par lettres du 1ᵉʳ juin 1609. Il portait : *de gueules à une mer d'argent ombrée de sinople, surmontée d'une galère au naturel, les rames et voiles enrichies d'or, les bannières d'argent et sur la partie senestre du chef de l'écu une étoile d'or ; et pour cimier, une ancre d'argent environnée de deux cornes d'abondance.*

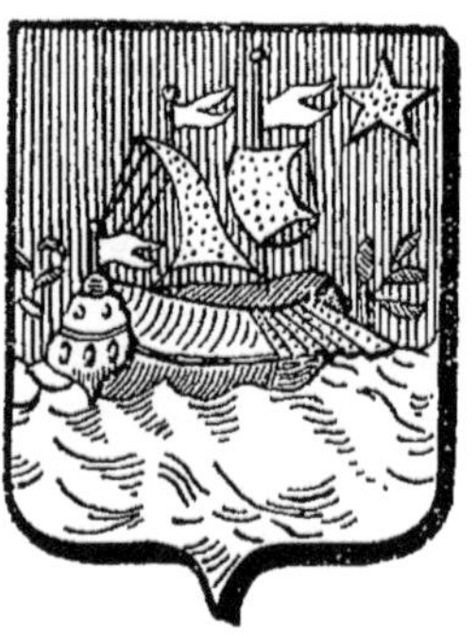

Jean de Saulcourt, apothicaire de son Altesse, confirmé en sa noblesse par lettrés du 15 février 1623. Il portait : *d'azur à*

*une bande d'argent, chargée d'une autre bande de gueules, surchargée
de trois losanges d'argent, accompagnée en chef d'un croissant de
même et en pointe d'un croissant de même et de trois trèfles d'or.*

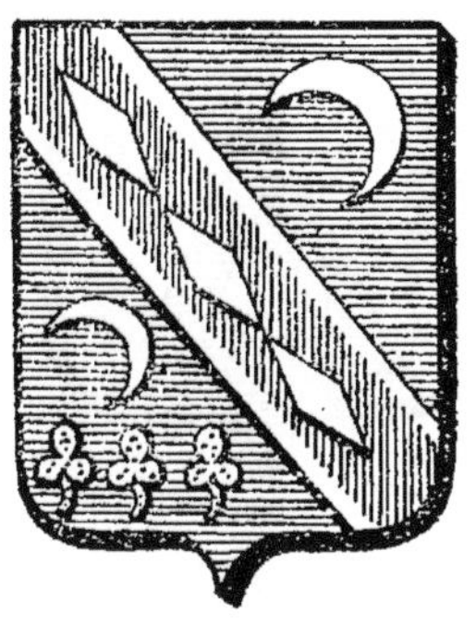

SOUS LE DUC CHARLES IV

Claude Gaspard, apothicaire de Son Altesse, anobli par
lettres du 10 janvier 1628. Il portait : *d'or au chevron d'azur
environné de trois hures de sanglier au naturel, deux en chef et
une en pointe; et pour cimier, une hure de l'écu, accompagnée de
deux pennes armoriées aux armes dudit écu, issant d'un tortil
d'or, d'azur et de sable, le tout porté d'un armet morné, couvert
d'un lambrequin aux métal et couleurs de l'écu.*

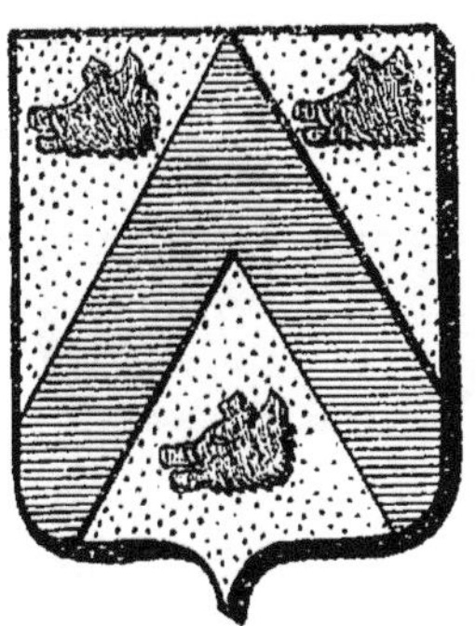

Jean Barot, apothicaire, anobli par lettres du 22 février

1634. Il portait : *d'azur au chevron d'argent, accompagné de trois besants d'or, deux en chef et un en pointe.*

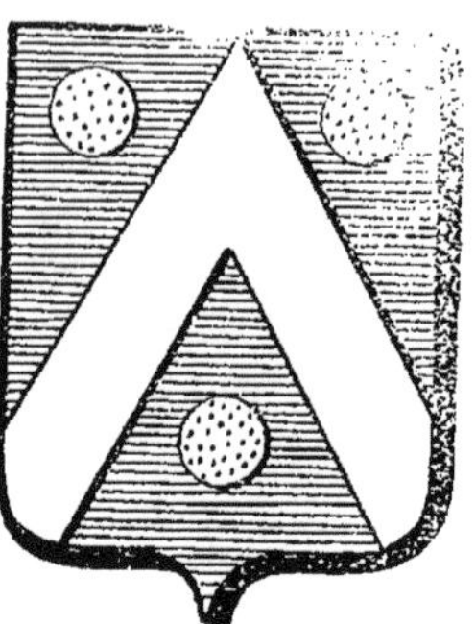

Louis de La Haye, apothicaire et contrôleur ordinaire de l'hôtel de la duchesse d'Orléans [1], anobli par lettres délivrées à Blois, le 18 décembre 1659, et vérifiées le 30 mai 1661. Il portait : *d'azur, à une fasce d'argent, accompagnée de trois grenades d'or, deux en chef et une en pointe, feuillées d'argent ; l'écu surmonté d'un armet d'acier poli, chargé d'un lambrequin aux métaux et couleur de l'écu ; et pour cimier, deux pennes aux armes dudit écu, mouvantes d'un tortil d'or, d'argent et d'azur (Armes de la famille des Villiers, dont était issue la mère dudit Louis)* [2].

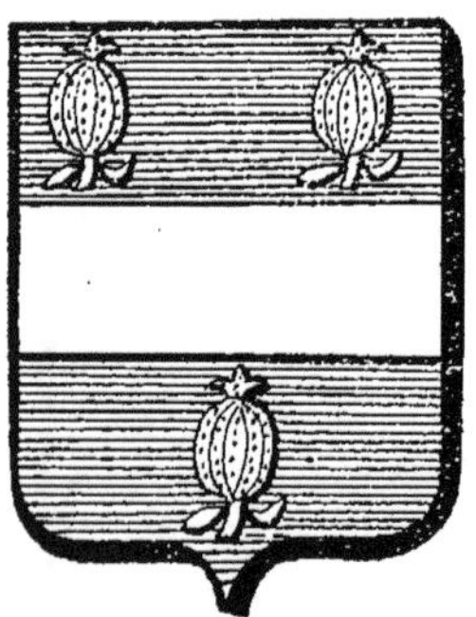

<hr>

(1) Marguerite de Lorraine, duchesse d'Orléans, sœur de Son Altesse.

(2) Nous devons le dessin de ces armoiries au talent de M. Jean Divoux, auquel nous exprimons ici toute notre gratitude.

Charles-Christophe Barot, confirmé en sa noblesse par lettres du 16 mai 1705 (Pour les armoiries, voir ci-dessus : Jean Barot).

Quatre apothicaires qualifiés de « nobles » sur nos documents ne figurent en aucun armorial de Lorraine, savoir : Nicolas Lambert, François Sommes, George Gaston et Nicolas des Richard.

Nos apothicaires, on a pu le voir, étaient blasonnés, comme les gentilshommes de vieille souche, des pièces les plus usitées en héraldique : fasce, chevron, tête de lion, hure de sanglier ou bien mufle de léopard. Les armes parlantes ne manquent nullement à la collection. Louis Lepois et Antoine du Chasteau n'ont rien à envier au bon Jean Voilot, médecin ordinaire du duc Antoine, avec ses urinaux. Nous regrettons toutefois de ne pas rencontrer, sur plusieurs de ces écus, le serpent en pal, emblème de notre profession, ou bien, sur un champ d'or ou d'argent, le sinople de quelque plante pharmaceutique. Mais, hormis les bouteilles de Jean Chesneau, nous ne trouvons rien qui rappelle ici notre officine. Les armoiries avec attributs professionnels étaient, ce semble, réservées aux corporations, qui, elles, ne redoutaient aucune accusation de *dérogeance* (1).

QUELQUES FIGURES DE MAITRES APOTHICAIRES

Nos devanciers vécurent obscurément, en accomplissant avec conscience la tâche de rendre la santé aux malades par de bons remèdes scrupuleusement préparés. Les archives

---

(1) Ch. D'HOZIER, *Armorial de France.*

de la ville, si les présents événements nous permettaient
de les consulter, si la cave, où se trouvent abrités les
manuscrits contre les bombes et les obus, pouvait être une
salle de travail, les archives nous donneraient peut-être
quelques renseignements du plus haut intérêt. Indépendam-
ment de leur état civil, nous connaîtrions sans doute certains détails, touchant plusieurs apothicaires, qui purent
jouer un rôle en la cité, figurer, comme Barthélemy Fondreval, au nombre de ses conseillers et de ses administrateurs. Nous nous bornerons, faute de cette documentation,
à dégager, ici, les trois types se rencontrant communément
au sein des sociétés, le bûcheur, le fêtard et le profiteur,
pour moderniser subitement notre littérature : Barthélemy
Fondreval, Philippe Graillot, Claude Gaspard. Le premier
écrivit un traité, le second causa quelque scandale, le troisième excella, en tout bien tout honneur, à exploiter une
situation en vue, pour lui faire rendre raisonnablement le
maximum de petits bénéfices.

Les Soyer-Willemet, les Désiré Godron et autres bota-
nistes éminents de notre cité eurent, au dix-septième siècle,
un devancier en la personne de Barthélemy Fondreval. La
Bibliothèque municipale de Nancy possède un manuscrit
en deux volumes, dû au labeur de ce savant, manuscrit
in-folio relié en veau. Le titre nous indiquera le plan de
cet ouvrage :

BOTANIQUE

DU TERITOIRE DE NANÇY

REPRÉSENTANT

LES PLANTES USUELLES

PEINTES SUR LE NATUREL

AVEC LEURS NOMS DIFFÉRENTS

SUIVANT PLUSIEURS AUTHEURS

ANCIENS ET MODERNES

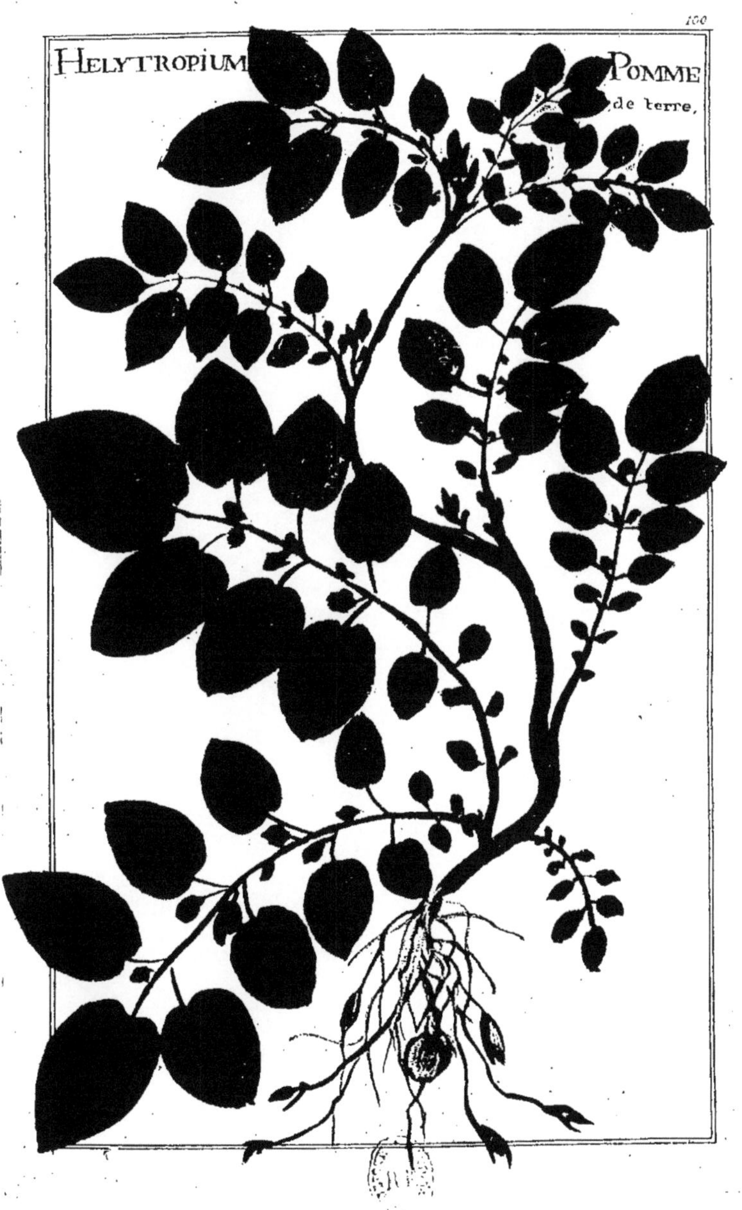

UNE PLANCHE DE BARTHÉLEMY FONDREVAL, MAITRE APOTHICAIRE

(Pomme de terre.)

AINSI QUE LEURS ANALISES ET VERTUS
ENSEMBLE LES TABLES DES NOMS EN LATIN ET FRANÇOIS
COMME AUSSI DE LEURS AUTHEURS
PAR LE SIEUR FONDERVAL
DOYEN DES APOTICAIRES(¹) ET ANCIEN CONSEILLER
DE L'HOSTEL DE VILLE DE
NANCY.
A NANCY L'AN MDCCXV
AVEC APPROBATIONS (²)

En une préface, encadrée de motifs, faisant pressentir le style Louis XV, Barthélemy Fondreval nous expose le but de son travail, avec une modestie digne du vrai savant : « L'inclination que iay tousiours eus à me perfectionner dans ma profession m'a fait entreprandre ce petit ouvrage si nécessaire et si utile à un pharmacien. » Suivent, avec signatures autographes, les attestations de Bagard, conseiller de Son Altesse Royale et son premier médecin ; de Louviot, docteur en médecine de la Faculté de Montpellier, conseiller médecin ordinaire de Son Altesse Royale, doyen des médecins de la Ville de Nancy ; de Mengin, conseiller médecin ordinaire de Son Altesse Royale ; enfin de Pacquotte, docteur en médecine, conseiller médecin ordinaire de Son Altesse Royale, professeur de médecine et de chirurgie et démonstrateur des plantes à l'Université de Pont-à-Mousson.

Le tome I comporte IX et 161 feuillets, avec 157 figures de plantes ; le tome II, plus considérable, XVIII et 196 feuillets, avec 187 figures. Sobre de texte, avec, il faut le dire, quelques erreurs et quelques lacunes, cet ouvrage vaut par les aquarelles, reproduisant avec exactitude, parfois avec

---

(1) La mention « Doyen des Apoticaires » a été effacée, comme étant sans doute surannée.

(2) Bibl. mun., Nancy, ms n° 1842 (1040).

légèreté, la flore de notre région lorraine. Souvent même l'artiste aura doublé le naturaliste. On remarquera, en particulier, le linaire, le cerfeuil, la bruyère, l'absinthe, l'origan, le politric, le fumeterre, le filipendule et le millefeuille. Mais chacune de ces planches, par le soin apporté à son exécution, est digne de notre attention. La plante originelle, à peine altérée par deux longs siècles, figure souvent en regard de son image. Le mérite de Fondreval consiste à avoir recueilli, classé et analysé ces plantes, suivant une méthode scientifique rationnelle, et cela, « après une application solide de quarante années à la pharmacie », selon les termes de Bagard en son approbation. Mais ces aquarelles seraient dues à un certain Hugi, dont la signature se lit au bas du frontispice. Cette flore provient de M. Besse, chevalier d'Uzerche, parent de Fondreval.

Moins laborieux et moins digne de notre attention se présentera Philippe Graillot. Marié, il vécut publiquement avec une fille impudique et le scandale de sa liaison émut bientôt le corps des apothicaires, atteint en son honorabilité. Sévèrement admonesté, le coupable fut menacé de se voir dépossédé de sa charge. Cette susceptibilité atteste la considération dont jouissaient nos devanciers auprès de leurs concitoyens. Il fallait garder intact le commun patrimoine de « fame » et de renommée, selon la langue de cette époque, et maintenir une longue tradition, à laquelle aucun confrère, jusqu'à présent, n'avait failli. Les maîtres apothicaires passèrent bientôt aux actes, requérant les autorités de mettre un terme à ce désordre. La fille fut chassée honteusement de la ville et un jugement condamna Graillot à nourrir et à entretenir l'enfant issu de leur commerce (¹).

---

(1) Archives de Nancy, BB 3, fol. 94 v°. Communiqué par le Dr Paul Pillement.

Ainsi se dénoua la plus banale des aventures, et notre plume retint uniquement cette histoire pour souligner le geste de réprobation qui échappa à la vertu de nos devanciers. Devons-nous accabler et rejeter le coupable, pour oublier avec quel dévouement Graillot avait soigné en 1633 les contagieux, alors que la peste décimait la population, la peste sœur de la guerre et de la famine ? Lui-même devait être emporté en 1638 par « la maladie », et sa veuve, en récompense des services rendus par le défunt au cours de cette épidémie, toucha une pension de la ville (¹). Cette concession équivalait, en vérité, à une réhabilitation.

Le nom de Claude Gaspard se rencontre assez fréquemment parmi les dossiers conservés en nos Archives. Apothicaire de la cour, imitant en cela les officiers et les gentilshommes attachés à la personne de Son Altesse, il sut exploiter, au mieux de ses intérêts, une situation acquise par son mérite et par ses services. Successivement, il touchera « iusques au bon plaisir » une pension de 200 francs, sur la cassette de Monseigneur de Vaudémont (²); puis, le 8 février 1631, une pension à vie de 25 resaux (³) de froment, à prendre sur la recette du cellérier Charles Jean (⁴). Il lui sera accordé, un jour, 100 francs de marchandises, délivrées, suivant commandement de Madame de Vaudémont « par bonnes estreynnes » (⁵). Enfin, pour couronner sa longue carrière, la noblesse lui sera conférée par lettres du 10 janvier 1628. A cette occasion, il sera exonéré des frais habituels, « *gratis quia* domestic à Son Altesse », comme il se peut lire sur un document du 26 juillet de la

---

(1) Archives de Nancy, BB 9, 8 février 1563 (Pillement).

(2) Archives M.-et-M., B 1465, fol. 61.

(3) Le résal valait 4 bichets, 48 quartes, 64 pots, 96 pintes, 117 litres ¹/₄.

(4) Archives M.-et-M., B 7779. Mandement du 8 février 1631.

(5) *Ibid.*, B 1481. Mandement du 20 juin 1614.

même année. Il paiera simplement une somme de 50 écus à
la Primatiale (¹). La pharmacie avait donc ses aléas, condui-
sant les uns au poste de Saint-Julien, les autres aux profits
et aux honneurs, sans que la chance de ceux-ci et le désa-
vantage de ceux-là altérassent, au sein de la corporation,
cet esprit de concorde et de solidarité qui devait mériter
à nos devanciers le respect et la considération de leurs
concitoyens.

LES APOTHICAIRES DE SAINT-JULIEN

Nous avons déjà rencontré sous notre plume le nom de
Saint-Julien. Ce vieil hôpital, qui survécut aux institutions
les plus solides et abrite maintenant encore les vieux jours
de nos concitoyens, reçut en 1624 son organisation pharmaceutique. La petite armoire, recélant, au dortoir des
hommes, les remèdes et médicaments, armoire dont un
simple infirmier gardait la clef, devint une officine, une
« boutiche » pourvue abondamment des drogues les plus
variées. Pour composer ce dispensaire, il fallut acheter et
prélever, de divers côtés, à Bâle, à Strasbourg, à Saint-Mihiel,
comme à Nancy, ce qui manquait encore, et la dépense
devait atteindre une somme de 1.506 francs. Les archives
de Saint-Julien ont conservé les traces de ces approvisionne-
ments. Nous lisons, en effet, sur un compte :

261 F. 3 gr. 8 d. payés aux sieurs Jacques Minille et Pierre For-
gette, marchands droguistes, demeurant à Strasbourg, pour drogues
vendues pour fournir la boutiche d'apoticaire ;

238 F. payés à Dame Pierre le Dard, veuve de feu Didier le Cari-
gnat, demeurant à Saint-Mihiel, et ce, pour drogues qu'il a vendues
audit hospital, provenant d'un reste de boutiche ;

----

(1) Archives M.-et-M., B 102, fol. 32.

77 F. 8 gr. payés au sieur Louviot, marchand droguiste à Nancy, pour drogues prises auprès de lui pour fournir à ladite boutiche ;

223 F. 7 gr. à Chopinet, pour drogues vendues à l'hospital pour la boutiche d'apoticaire ;

9 F. 9 gr. payés à Louis Martin, verrier, pour une bouteille qu'il à vendue, à mettre à la boutiche de l'apoticaire ;

13 F. 6 gr. à François Chrestien, fondeur à Nancy, pour une balance avec les poids de marc qu'il a vendus pour mettre à la boutiche de l'apoticaire (1).

Les autres dépenses concernent, avec cinq pièces de drap bleu et gris, — le bleu étant la couleur de la ville, — délivrées pour vêtir les pauvres, le traitement des personnes attachées à Saint-Julien, savoir : Charles Lambert, prêtre, économe, appointé annuellement à 200 francs ; Marchandel, chapelain, appointé également à 200 francs ; Jean Le Clerc, apothicaire, résidant audit hôpital, appointé à 100 francs ; Perin, docteur en médecine, appointé à 200 francs, suivant une disposition de 1623 ; enfin, maître Pierre, opérateur, appointé modestement à la somme de 30 francs.

Le médecin, dont le traitement était double, avait aussi la surveillance de la pharmacie, inspectant une fois par mois les drogues et médicaments contenus en ladite « boutiche » pour en reconnaître la qualité. L'apothicaire devait résider à Saint-Julien. Cette obligation, jointe à la modicité du traitement, rendait le poste assez peu enviable. Le titulaire adressait aux administrateurs requête sur requête, cherchant à améliorer sa situation, « faisant humblement remonstrance que ses gages n'estoient pas bastants ny suffisans pour son entretien ». Nous le concevons facilement. Parfois ces doléances aboutissaient à une honnête gratifica-

---

(1) Archives hospitalières, I E 77 (1625). Communiqué par le Dr Paul Pillement.

tion de 60 francs, « et ce, pour luy ayder à avoir un habit ». En
général, l'apothicaire, mécontent, se démettait, le plus
promptement possible, de sa fonction. Un jour vint, ce
fut en 1641, où, faute de postulant, la place dut être sup-
primée. Voici les noms des divers occupants :

> Jean Le Clerc, de 1625 à 1626 ;
> Jean Aubertin, de 1626 à 1629 ;
> Royer, de 1629 à 1631 ;
> Bazard, de 1631 à 1632 ;
> Jean Sirejean, de 1632 à 1641.

Plusieurs de ces apothicaires nous sont déjà connus et
nous avons assisté à leur admission à la maîtrise, savoir,
Jean Le Clerc et Jean Sirejean. Les autres exercèrent sans
doute leur profession en d'autres villes, et ne purent ainsi
figurer sur le registre de la corporation.

Après sa démission Jean Sirejean avait continué néanmoins à pourvoir Saint-Julien des médicaments prescrits
par le médecin. Ce fut un service plutôt irrégulier, et,
parfois, pour un cas pressant, le malade devait manquer
des remèdes nécessaires à son état. Des démarches, dont
les traces sont perdues, furent sans doute tentées auprès de
chacun des maîtres apothicaires de la ville. Mais nul ne
consentit à quitter une boutique florissante, ou tout au
moins suffisante à le nourrir, pour répéter à son préjudice
une expérience, dont les confrères avaient gardé le plus
mauvais souvenir. En 1666, une religieuse exercera cet
emploi, sœur Marie Papillon, native de Bernay en Nor-
mandie et, après elle, au dix-huitième siècle, les sœurs de
Saint-Charles, toujours attachées à nos établissements
hospitaliers (¹).

---

(1) Paul PILLEMENT, *Revue Médicale de l'Est*, 1903, *op. cit.*, p. 236-237.

Nous ignorons le chiffre des malades et des vieillards vivant alors à Saint-Julien. Mais la « boutiche » accuse un rendement plutôt médiocre. Les comptes viendront appuyer les doléances du maître apothicaire, en nous révélant le faible débit de cette officine. Du 11 mai 1639 au 31 décembre 1649, il fut payé à Jean Sirejean, pour fournitures de drogues et médicaments, une somme de 736 francs, à quoi il réduisit volontairement son mémoire montant à 1.150 francs (¹). Annuellement le pharmacien arrivait donc à vendre péniblement pour 75 francs à peine de marchandises, et, dans ces conditions, son traitement, si minime fût-il, était encore exagéré. De 1661 à 1665, nous trouvons un chiffre de 646 francs, à quoi fut réduite une somme de 946 francs (²). En vérité, il fallait être détaché des biens de ce monde pour accepter un poste d'apothicaire à l'hôpital Saint-Julien.

LES APOTHICAIRES ET LES MÉDECINS

La bonne harmonie régnait, nous le savons, entre le corps des médecins et celui des apothicaires, conformément à la recommandation des divers règlements et pour le plus grand intérêt du public, appelé à pâtir de leur mésintelligence. Est-ce à dire toutefois que les attributions des uns et des autres étaient délimitées de façon à éviter les réciproques empiétements? Est-ce à dire surtout que ces hommes étaient des sages, ayant dépouillé, dans leur sérénité, les passions dont nous sommes assaillis? Une telle immobilité dénoterait plutôt indifférence et laisser-aller,

____

(1) Archives hospitalières, I E 121 (1650). Communiqué par le Dr Paul Pillement.

(2) *Ibid.* I E 128 (Pillement).

pareille à la gentillesse de certains enfants maladifs, et cette perfection constituerait même le plus grave des défauts. Le zèle requiert, au besoin, la combativité. Les disciples de Galien et d'Hippocrate devaient parfois se heurter en leurs rapports, en conservant toutefois les uns et les autres leur dignité. Ainsi Christophe Cachet, médecin ordinaire de Son Altesse, prêtant à la controverse son nom et son autorité, critiquait par la plume et par la parole la substitution assez fréquente des apothicaires aux praticiens pour la guérison de certaines maladies (¹). De son côté, Gabriel Demougeot, de Toulouse, professeur à notre Université de Pont-à-Mousson et médecin ordinaire des ducs Charles III, Henri II et Charles IV, écrivit un traité dénonçant avec indignation le « brigandage » de la pharmacie, sinon des pharmaciens (²), « Vous êtes orfèvre, Monsieur Josse... » : nous tenons ce libelle pour un plaidoyer *pro domo sua* et nous le citons au débat avec un sourire indulgent. La vie intérieure des deux corporations connut donc quelques crises, bientôt résolues.

Le décret du 2 avril 1623 convoquait les médecins à assister à la séance, lors de la réception des aspirants apothicaires à la maîtrise, afin de garantir par leur présence la bonne tenue des examens. Ce contrôle, auquel ils avaient cependant souscrit, pesa bientôt à nos devanciers. Comme le charbonnier du vieux proverbe, apothicaire est maître chez lui assurément. Le droit des médecins fut, soudain, contesté et ceux-ci, tenus en discrédit, sinon même évincés, en référèrent aux tribunaux.

---

(1) Cf. Paul PILLEMENT, *Les Anoblis des ducs de Lorraine, Médecins et Chirurgiens*. Paris, Champion, 1906, brochure in-8 de 58 pages, p. 22 23.

(2) Jean-Baptiste SIMONIN père, *Esquisse de l'Histoire de la Médecine et de la Chirurgie*. Nancy, Lepage, 1858, plaquette de 110 pages, p. 70.

Après citation à la date du 11 août 1634, la cause fut portée devant le Conseil le 21 du même mois, les impétrants comparant par le sieur Fournier, médecin, assisté du sieur Edmond Vincent, avocat, et les intimés comparant par les sieurs Rousselle et Michel, maîtres jurés du corps des apothicaires. Ces derniers, au nom de leurs confrères, protestèrent de leurs bonnes intentions, ne voulant contrevenir en rien aux droits des médecins, désavouant les imprudents qui, par leurs propos ou leur attitude, auraient argué du contraire et prenant l'engagement de convoquer lesdits médecins à assister aux examens que subiraient et chefs-d'œuvre que produiraient les aspirants à l'art et maîtrise d'apothicaire. Cette invitation devait être adressée un jour avant la séance à deux conseillers médecins, choisis parmi les plus anciens, et cela, par double avertissement, l'un émanant des maîtres apothicaires, l'autre des aspirants. Le Conseil était composé de MM. de Gorze, président, de Lignéville, prévôt de l'église Saint-Georges (¹), Liègeois et Baillivy, maîtres des requêtes ordinaires, Jannin, secrétaire.

Cet arrêt du 21 août 1634, interprétant le règlement du 2 avril 1623, déterminait nettement les droits et obligations des intéressés. Un jugement, par aventure, est la source de nouveaux procès, si les parties, mal réconciliées, se dérobent à son application. Nous devons confesser la sagesse et la loyauté des maîtres apothicaires, attentifs, au contraire, à se conformer strictement à leurs devoirs professionnels, sans réserve ni retour vis-à-vis des médecins, avec lesquels ils vivront désormais en parfaite intelligence. Les procès-verbaux constatent régulièrement la présence de ces derniers aux examens et les statuts de 1665, confirmant un fait

---

(1) La chapelle castrale du château.

acquis, établiront même, à leur bénéfice, une taxe de
6 francs, payable par le candidat. La bonne harmonie,
quel que fût le danger de la situation, ne devait plus être
troublée par aucun incident.

LES APOTHICAIRES ET LES CHIRURGIENS

Les rapports entre les apothicaires et les chirurgiens
seront plus difficiles et plus mouvementés, à cause des
empiétements des uns sur le domaine des autres. Les deux
corps confondaient volontiers leurs attributions, et la lancette se déposait pour le pilon, ou réciproquement. Si le
public pâtissait, parfois, de ces pratiques, les intérêts des
deux partis, au lieu de péricliter, se balançaient au contraire
par cette mutuelle emprise. Il en résultait un équilibre,
dont la stabilité est témoignée par cinquante années de la
même licence. Un jour vint, cependant, où le besoin se fit
sentir de la règle, où la sauvegarde fut substituée à l'usur-
pation. Les malades se plaignirent, maudissant, à leur
ordinaire, mais cette fois avec quelque raison, les médecins,
les chirurgiens, les apothicaires, la docte Faculté tout
entière. Cédant à ces récriminations, et las, eux-mêmes, de
ces empiétements, dont pouvait souffrir la dignité des deux
corporations, loyalement, les chirurgiens et les apothicaires
convinrent de conférer ensemble, afin de jeter les bases
d'un accord désirable pour le parfait exercice de leurs
professions.

Cette réunion se tint, le 18 avril 1651, après-midi, au
logis de Sébastien Thirry, maître chirurgien en charge, en
la Ville-Neuve de Nancy. Assistèrent à ce colloque, pour la
chirurgie, ledit Thirry, Thomas Richer et Jean-Louis
Déperney, tous deux jurés, Nicolas Jolin, Henri Jacquemin,

Gédéon Bouet, dit La Rivière, Jean Bruyer, et Jean Thouvenot, membres de la corporation ; pour la pharmacie, noble Nicolas Lambert, premier juré, Claude Alba, deuxième juré, Jean Sirejean, Claude Harmant et Gabriel du Houx, membres de la corporation. Manquèrent deux confrères, Jacques Bruyer, dans le premier camp, et noble Jean Barot dans le second. Il fut bientôt entendu que les anticipations seraient désormais interdites, à peine pour le contrevenant de subir une amende de 100 francs, à verser dans la caisse de la corporation adverse. Une exception était cependant établie en faveur des chirurgiens, médicamentant leurs familles et leurs domestiques, ou traitant quelque maladie secrète et externe, avec réciprocité, dans les mêmes cas, en faveur des apothicaires. Les comparants signèrent le procès-verbal, qui fut contresigné par le sieur Villaume, tabellion. Ce protocole fut ratifié, le 8 mai 1651, par Jean Barot et Jacques Bruyer (¹).

Cette convention fut aussitôt mise en vigueur. Mais, bientôt, les abus se répétèrent, pour le grand préjudice du public, soumis aux mêmes épreuves. Forts de leur droit, reconnu par ceux mêmes qui y contrevenaient, les maîtres apothicaires recoururent à la justice de Sa Majesté. Ils présentèrent une humble requête à Mᵍʳ Le Jay, chevalier, baron de Tilly, conseiller du Roi, maître des requêtes ordinaires en son hôtel, intendant de justice, police et finances pour la Lorraine et le Barrois, demandant que fût intimée aux maîtres chirurgiens, bourgeois et habitants de toute condition la défense de bailler ni délivrer aucuns purgatifs, lavements ou autres médicaments, à peine de subir une amende de 300 francs, et même, au besoin, un châtiment exemplaire. Cette supplique, exempte de

---

(1) Registre des maîtres apothicaires, p. 21-23.

mansuétude, fut accueillie favorablement par le haut fonctionnaire et une ordonnance de *Soit communiqué* fut rendue, le 19 septembre 1654. Les chirurgiens, représentés par Richier, syndic, Thirry et Jacquemin, maîtres jurés, acquiescèrent, le 24 septembre 1654, aux conclusions des apothicaires (²). Un décret, terminant le procès engagé, défendit formellement, à la date du 3 octobre 1654, à tous particuliers de distribuer aucuns purgatifs, lavements et médicaments, sous la réserve des exceptions mentionnées précédemment, à peine pour le contrevenant de subir un emprisonnement, la confiscation de ses drogues et instruments et une amende de trois cents livres, sans préjudice des dépens, dommages et intérêts. Ce décret était signé par Le Jay et contresigné par Girardet. Les apothicaires triomphaient, selon toute équité.

Ce décret fut signifié, les 4, 5 et 10 décembre 1654, aux intéressés, par le ministère du sieur Hocquard, sergent au bailliage de Nancy, savoir :

Le 4 décembre :

à maître du Melyer, chirurgien de compagnie, parlant à sa personne ;

à maître Simonet, chirurgien de la ville de Nancy, parlant à sa personne ;

à dame Angélique, femme de maître Fiacre, tailleur d'habits, parlant à son mari ;

au sieur Lange, droguiste, parlant à sa personne ;

à maître Nicolas Charles, droguiste, parlant à sa personne ;

à maître François Landa, chirurgien, parlant à sa personne,

---

(1) Registre des maîtres apothicaires, p. 24-26.

à maître Thouvenot, chirurgien, parlant à sa personne;

à maître George Lambert, parlant à sa femme;

au nommé La Lancette, chirurgien, parlant à sa femme;

au sieur François Macault, chapelier, parlant à sa personne;

Du 5 décembre :

au sieur Jean Bruyer, chirurgien, parlant à sa personne;

au sieur Henry Dantré, bourgeois, parlant à sa personne;

au sieur Laneau, chirurgien de compagnie, parlant à sa personne;

à Didier Houllon, confiseur, parlant à sa personne;

à la femme de Cuny Gérard, charpentier, parlant à sa personne;

à la femme de Gilles Gergonne, cirier, parlant à sa personne;

Du 10 décembre :

au sieur La Plenne, chirurgien, parlant à sa femme (¹).

Grand, on le voit, était le mal dont pâtissaient les apothicaires et, avec eux, le bon public, dont les plaintes se renouvelaient. On rencontre, en ce document, les professions les plus diverses et les plus inattendues, ainsi égarées, un cirier, un tailleur, un chapelier, deux droguistes, un confiseur et un charpentier, sans omettre le bourgeois, retiré sans doute des affaires. Les signataires eux-mêmes du compromis du 18 avril 1651, faisant faillite à leurs engagements, se comptaient au nombre des usurpateurs. Ainsi tomba, pour ne plus se relever, cette illicite industrie, depuis si longtemps pratiquée, au soulagement des malades et à la prospérité de notre corporation.

---

(1) Registre des maîtres apothicaires, p. 27-28.

Parfois, sinon à Nancy, du moins dans les campagnes, les apothicaires exerceront en même temps la chirurgie, par le cumul des deux maîtrises : tel Daniel Le Pin, de Jametz (¹), dont le nom figure en des lettres de pardon et rémission, à lui octroyées le 19 septembre 1609, pour avoir, au faubourg de Marville (²), tué avec son épée un particulier qui lui cherchait querelle, le sieur Watelet Villemin, de Tonnel-lès-Montmédy. La bénignité de Son Altesse couvrait cet accident. Le geste, on le voit, accusait une âme de gentilhomme (³).

----

(1) Jametz, Meuse, arr. et cant. Montmédy.
(2) Marville, *ibid.*
(3) Archives M.-et-M., B 79, fol. 214 v°-215 v°.

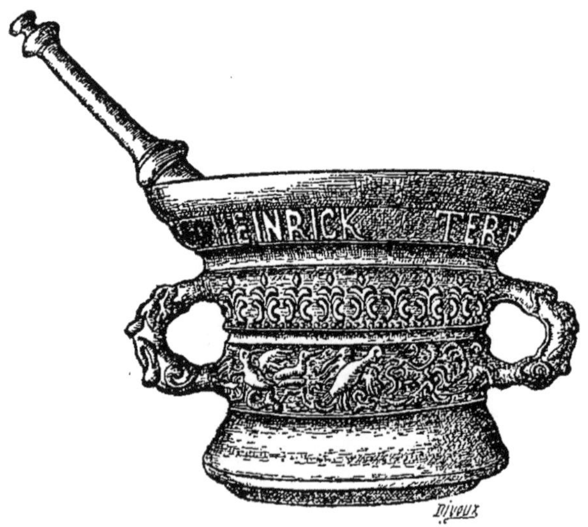

MORTIER FLAMAND, XVII⁰ SIÈCLE

(Hauteur : 14 centimètres)

(Collection de MM. Monal.)

CHAPITRE III

REMÈDES ET MÉDICAMENTS EN USAGE
AU DIX-SEPTIÈME SIÈCLE

Ce travail, pour être complet, requérait, sinon une étude
touchant les remèdes et médicaments dont usaient nos
aïeux du dix-septième siècle, — un volume suffirait à peine
pour ce labeur, — du moins quelques brèves indications,
nous permettant de connaître, dans leur ensemble, les
produits qui sortaient alors de ces officines.

Comme documents, nous utiliserons les mémoires,
laissés par les maîtres apothicaires de Nancy, mémoires
enfermant le secret de la pharmacopée à cette époque. Cette
évocation nous fera sourire peut-être, au souvenir du
Malade Imaginaire, assailli par cette littérature. De fait, le
contrôleur de Son Altesse devra réduire, de façon amusante,
ces factures, où les médicaments nous sont présentés en
une litanie interminable, les mêmes formules revenant
comme un répons. Sous cette forme, néanmoins, ces
comptes recèleront pour nous un vrai trésor.

Nous publierons plusieurs mémoires, choisis parmi les
plus intéressants, un d'été, un d'hiver, et, quittant la personne de Leurs Altesses pour celle de leurs serviteurs,
certain mémoire destiné à traiter un fauconnier de la maison ducale. Enfin, nous avons tiré de plusieurs autres,
disséminés à travers les liasses des Archives, une liste des

divers médicaments les plus en vogue à cette époque, médicaments dont plusieurs se représenteront de nos jours. Chaque maladie avait ses remèdes, aux vertus merveilleuses; nous verrons, de même, comment les corps étaient embaumés, et comment il était procédé aux accouchements, avec des drogues faisant pressentir nos modernes pansements stérilisés. Ces mémoires concerneront, tantôt le château, tantôt l'hôpital Saint-Julien. Enfin, nous indiquerons comment était composé le dispensaire, établi en 1683, en conformité avec le règlement du 4 mai 1665.

Non contents de traiter leurs contemporains, les maîtres apothicaires, auxiliaires du « lingier » et du « cousturier » se plairont à parer les corps après les avoir purgés, à parfumer les belles dames et les jolis damoiseaux, bref, à prêter leur art pour ajouter au charme éphémère de la jeunesse, puis, la tempe ayant grisonné, « pour réparer des ans l'irréparable outrage ». Fards, pâtes, fines essences, eaux parfumées, ils créaient, pour la « toilette » (¹) des *précieuses* et des *petits-maîtres,* ces « santeurs » de musc, d'iris, de benjoin, de civette, de jasmin ou de violette, dont notre époque, comme parfois de la pharmacie, aura hérité. De quoi les blâmait Jean de Renou, en son austérité, répudiant et désapprouvant un pareil commerce. Pour lui, il se refusait avec obstination à livrer les recettes de telles préparations, « de peur, écrivait-il, que les p... et autres femmes de joye n'y trouvent de quoy attraper et prendre à la pipée les jeunes hommes par trop imprudents » (²). Moins rigide était la vertu des maîtres apothicaires exerçant à Nancy leur

---

(1) On nommait « toilette » au dix-septième siècle la nappe, propre à recevoir, dans la garde-robe, les peignes, les brosses ou les essences (Furetière).

(2) Jean DE RENOU, *op. cit.,* p. 761.

profession, et Jean Pavé, dont nous publierons plusieurs mémoires, pourvoira régulièrement nos princesses des produits aromatiques les plus distingués, poudre pour les cheveux, pâte à « laver » les mains, eau pour les dents, pastilles odorantes, et autres encore.

Les pharmaciens ont coutume de servir aux malades des médicaments plutôt amers, parfois même, il faut le reconnaître, nauséabonds. Ceux du dix-septième siècle, plus aimables, préparaient à leurs contemporains de fines sucreries, de délicieuses confiseries, comme on le verra bientôt par un mémoire de Claude Gaspard, relatif à des fournitures de « sucrades » effectuées pour le baptême de Marguerite de Lorraine, la future duchesse d'Orléans. Les dragées de Verdun, dont, on le voit, la réputation est ancienne, et les confitures de prunes ou d'abricots se mêleront, à travers les *parties,* aux épithèmes et aux électuaires.

Les apothicaires seront aussi des épiciers. On les voit débiter en leur « boutiche » des bougies, luminaire de luxe ([1]) se substituant parfois à la chandelle, des amandes, des citrons, des raisins de Damas ou de Corinthe, du sucre, de la cassonade, des pruneaux « pour lâcher le ventre » comme en ordonnait le médecin du *Malade Imaginaire,* ou, plus dignement, « pour farcir un cocq » ([2]), et autres denrées alimentaires.

' Le sucre, produit rare et précieux, venu du Levant par Alexandrie, puis, vers le onzième siècle, de Sicile, des Canaries et du sud de l'Espagne, enfin, au douzième, de la

---

([1]) Les chandelles étaient façonnées de suif, et les bougies, différentes de celles dont nous nous servons, de cire blanche.

([2]) Archives M.-et-M., B 1413. Mémoire de Jean Pavé. Certificat du 22 mars 1618.

Provence, constituait non seulement un aliment, mais aussi un médicament fort employé par les apothicaires ([1]). De cet usage était issu le vieux proverbe « apothicaire sans sucre », proverbe désignant par extension toute personne à qui manquerait une chose essentielle à sa profession ([2]).

Nous ne voulons pas faire ici un cours de pharmacie ou de matière médicale. Nous nous contenterons de mentionner, avec Jean de Renou, la division des remèdes en trois classes : ceux qui se prenaient par la bouche, ceux qui se « fourraient » ou se « jetaient » dans le corps, enfin ceux appliqués extérieurement. En vérité, on croirait ouïr certains sermons de cette époque dont le plan se découpait ainsi.

Nous identifierons maintenant les termes pharmaceutiques particuliers à la langue de nos devanciers.

L'*épithème* désigne une compresse faite avec une eau distillée ou une décoction de plantes. D'autres médicaments, poudres, baumes ou électuaires y étaient souvent ajoutés.

Le *frontal* désigne un mélange de médicaments à appliquer sur le front, soit à sec, soit en solution.

Le *julep,* si fréquemment rencontré au dix-septième siècle, désigne une potion claire, limpide, agréable. Son nom, dérivé du persan, signifie « potion plaisante ».

Les *trochisques* (du grec τςοχός, cône) désignent une préparation interne ou externe en forme de cône, boule, cube, tétraèdre, etc.

Le *sachet* désigne une masse de produits médicamenteux « entrebastés », c'est-à-dire insérés entre deux étoffes, et dont on faisait une application à sec sur la partie malade,

---

(1) Cf. Dr Paul Dorveaux, *Le Sucre au Moyen Age*. Paris, Honoré Champion, 1911, in-8 de 40 pages.

(2) Cf. Dr Paul Dorveaux, *Apothicaire sans sucre*. Article paru dans le *Bulletin des Sciences pharmacologiques,* mars 1911, p. 175 et suiv.

tête, côté, ventre, estomac. Il affectait des formes diverses, suivant le membre, écusson sur le ventre, langue de bœuf sur la rate, calotte sur le chef. A cette dernière catégorie appartiennent ces coiffes de nuit, dont M. Hippolyte Roy, en son ouvrage *La Vie à la Cour de Lorraine*, nous a révélé l'existence. Nous y lisons à propos du duc Henri II, ce dolent valétudinaire : « Son Altesse a la « gravel » ; Son Altesse se traîne sur des « crosses » matelassées de velours rouge ; Son Altesse couche avec un « carreau » de paille de seigle sous les « rains » ; cependant que, sa chandelle éteinte, Elle a coiffé un bonnet d'armoisin rouge cramoisi de Florence, enduit de « pouldre » par la main de son apothicaire, « pour conserver son serveau » (¹)...

Ces sachets se façonnaient des plus nobles tissus, écarlate ou bien, comme en cet exemple, taffetas, se parant de vives couleurs, avec des rubans en soie fine de Tours. Le luxe, à la cour de Lorraine, affectait pareillement les dessous et les envers.

Nous rencontrons, parmi les comptes de nos artisans, des mentions comme celle-ci : « délivré au sieur Caillet, apothicaire de Son Altesse, demy aulne escarlatte rouge cramoysi, seau de Rouen, superfine, à faire des amplaistre à mectre au costé de Son Altesse, androict du cœur » et cette autre : « délivré au sieur Caillet, apothicaire de Son Altesse, demy aulne armesin large fort de Florance rouge cramoysi à faire des scaque à mectre des poudre cordialle, à mectre au costé de Son Altesse, androict du cœur » (²).

Le *bouchet* désigne une eau sucrée (*hydrosaccharum*) (³),

(¹) Hippolyte Roy, *op. cit.*, p. 37.

(²) Archives M.-et-M., B 1473. Mémoire de Henry Philippe, mercier de Son Altesse. Certificat du 28 novembre 1629.

(³) Jean DE RENOU, *op. cit.*, p. 152.

cuite avec des plantes aromatiques. Fait de miel et de levain, il se nommait alors hydromel.

Le *consommé,* auquel nous recourons pour nous suralimenter, désigne un jus de « bonnes chaires bien nourrissantes », très apprécié, assure J. de Renou en sa langue imagée, « des dames riches et maigres et qui ont la gorge décharnée et avalée comme un bissac de belistre » ([1]).

A travers ces mémoires nous verrons passer maints clystères, entre un pot bouchet et une « prinse » de julep, ces fameux clystères, particuliers avec la saignée au dix-septième siècle, desquels M. Fleurant, apothicaire, jouait avec une rare virtuosité.

Leur base principale était le *catholicum,* électuaire en vogue, à cette époque, mais certains composaient leur préparation avec des substances et ingrédients de vertus inquiétantes. François Verny écrivait à ce sujet : « Pour éviter l'abus que quantité d'apothicaires commettent, j'ay voulu donner cette formule pour leur faire abandonner cette vieille erreur invétérée que quelques uns ont conservée jusques à présent, en une composition qu'ils appellent opiat pour les clystères, composée des plus vieilles drogues de leurs boutiques, comme peaux de Scammonée, d'aloès, poussière, raclures des plus violents purgatifs, vieilles masses de pilules, tapsia, du Séné qui a servy pour les infusions des Médecins et tels autres de vil prix, de laquelle ils se servent en tous rencontres sans distinguer ny les conditions des personnes, ny les maladies, au grand préjudice des malades, de l'honneur des Médecins et de leur propre conscience ([2]). »

Ces fraudes, il faut le dire, étaient exceptionnelles. Les

([1]) Jean DE RENOU, *op. cit.,* p. 142.

([2]) BAUDERON, *La Pharmacopée,* avec remarques de François Verny. Lyon, 1672, chez Barthelemy Rivière, 1 vol. in-8, p. 231.

apothicaires nancéiens, en particulier, tenaient à honneur de délivrer aux malades des médicaments, propres à restaurer leur santé et non, par les déchets de leurs officines, à encrasser leurs intestins. Une formule de clystère au dix-septième siècle est reproduite, d'après *Jo. Petrus Gorraeus,* dans un ouvrage cité précédemment, savoir : *Recipe : Lactucæ, scariolæ, rostri porcini, foliorum salicis an. m.* (¹), *i, florum violarum, nenupharis an. p.* (²) *i, fiat decoctio ad libram i. In colaturâ dissolvantur cassiæ fistulæ uncia i, olei violati et nenupharis an uncia i i/2, camphoræ scrupulum i, fiat clyster* (³). Nous trouvons donc associés, suivant des proportions déterminées, le saule, la casse, le camphre, la laitue, l'escarole, la violette, le nénuphar, le pissenlit et autres sédatifs des plus variés.

Parmi les remèdes familiers à nos devanciers, nous citerons maintenant les baumes, les huiles, les onguents, les tisanes, les potions, les pilules, les tablettes, les emplâtres, les opiats, les apozèmes, les confections, les cataplasmes, les fomentations, les magdaléons, les électuaires (⁴), les eaux

---

(1) *Manipulum* ou poignée.

(2) *Pugillum* ou pincée.

(3) Hippolyte Roy, *op. cit.,* p. 134, note 4.

(4) « On entend sous les dénominations d'électuaires, confections et opiats des médicaments d'une consistance de pâte molle, composés de poudres délayées dans un sirop ; du miel, des pulpes, des extraits y entrent quelquefois. La préparation de ces médicaments qualifiés d'indigestes, de chaos par les modernes, était pour les anciens le *summum* de l'art ; c'était pour eux des préparations parfaites. Les noms génériques d'électuaires (médicaments de substances choisies, *electio*), de *confections* (médicaments achevés), puis les noms spécifiques d'hiéra (ἱερός, saint), de *catholicum* (guérissant tous les maux), etc. dont ils les décoraient prouvent assez le cas qu'ils en faisaient. Ils confondaient volontiers les *électuaires* avec les confections, mais ils conservaient le nom d'*opiats* aux électuaires dans lesquels il entrait de l'opium. » DORVAULT, *L'Officine,* Paris, édition 1898, p. 444.

cordiales, les médecines laxatives et autres répétées copieuse-
ment à chaque page de ces mémoires.

Les composants de ces remèdes étaient empruntés,
comme aujourd'hui, aux trois règnes, végétal, animal et
minéral, aux deux premiers principalement, la chimie qui
triomphe dans nos modernes officines ayant gardé encore
ses secrets.

Les plantes médicinales, dont nos ancêtres exagéraient
peut-être les vertus, tenaient, comme il était raisonnable,
la primauté. Nous en trouvons à profusion à travers les
mémoires des maîtres apothicaires, le lys, la rose, la casse,
le lin, la menthe, le coing, la manne, l'orge, la sauge, la
rhubarbe, le séné, la laitue, l'oseille, l'aneth, la cannelle, le
pavot, le plantain, la guimauve, le santal, le citron, le sureau,
la muscade, le coriandre, l'aloès, la violette, le capillaire,
le nénuphar, l'escarole, la camomille, le mélilot, le jujube,
le fenugrec, le tussilage et cent autres simples appartenant,
les uns à la flore de nos pays, les autres à la flore exotique.

Les baumes, les gommes, les résines et les huiles essentielles se rencontrent fréquemment sur les mémoires de nos
apothicaires, notamment la gomme-mastic dont les vertus
étaient alors fort appréciées. Nous lisons, en effet, dans *La
Vie à la Cour de Lorraine,* touchant ce dernier ingrédient :
« On aimait la bonne chère, ce nous semble, à la cour de
Lorraine, un peu trop peut-être. Voici une recette de Monsieur Pichart pour Madame — un digne homme de médecin, ce bon Monsieur Pichart, portant, « soutanne » de
velours noir de Gênes à deux poils. Nous conseillons aux
intéressés de bien retenir cette formule : « Avoir délivré
« ung liniment, composé d'huille, de muscades, de mastic
« et autres pour son estomach (¹)... »

---

(1) Hippolyte Roy, *op. cit.,* p. 36.

Les animaux, même les plus humbles, entraient dans la préparation des médicaments. Le lombric fournissait une huile; le kermès, galle du *Quercus coccifera,* se retrouvait dans l'alkermès, remède légué avec la thériaque par le Moyen Age. Les animaux supérieurs offraient leurs cornes, leur cuir, leur sang, leurs larmes, leur moelle, leur suif, l'os de leur cœur ou de leur talon, leurs testicules, leurs membres génitaux et autres parties de leur anatomie (¹). L'os de cœur de cerf passait pour un puissant cardiaque, pour un spécifique infaillible, propre à préserver de la malignité, comme à conserver le fœtus pendant la gestation (²). Il se débitait partout; il se falsifiait même, au dire de Symphorien Champier, un grand ennemi des apothicaires, lequel pouvait écrire en 1532 : « Pharmacopoles nous abusent ; ilz nous vendent les os de cheval et de bœuf au lieu de *osse de corde cervi* et en trouverez plus à Lyon à vendre que n'a de cerfs en toute la France, Italie et Espaigne (³). » Le chien, le castor, le renard, l'autruche, la vipère, les scorpions étaient mis pareillement à contribution. L'homme lui-même prêtait sa graisse pour la guérison des rhumatismes, et les momies, en particulier, servaient à traiter la gravelle et l'épilepsie.

Parmi les minéraux employés médicinalement et figurant sur les mémoires de nos maîtres apothicaires, nous citerons le soufre, l'alun, la tuthie, l'antimoine, le vitriol blanc, le cristal minéral, le carbonate de plomb et les pierres pré-

----

(1) *La Pharmacopée raisonnée* de SCHRODER, commentée par Michel ETTMULLER. Deux tomes in-8, Paris, Jean Guignard, t. II, 723 pages, p. 53.

(2) *Ibid.,* p. 54.

(3) Symphorien CHAMPIER, *Le Myrouel des Appothiquaires et Pharmacopoles.* Nouvelle édition par le Dʳ Paul DORVEAUX. Paris, 1895, p. 48.

cieuses de toutes sortes dont il était fait alors un grand usage comme on le verra sur les mémoires reproduits ultérieurement.

Donnons ici quelques détails sur le bézoard, concrétion calcaire qui se trouvait dans l'estomac de certain bouc, vivant en Orient. Cette pierre se pendait au cou comme une amulette, parfois sertie d'or et de brillants. Le bon duc Henri II la portait au bras, enclose en un brassard de soie incarnadine, « pour la gravelle » (¹). Le bézoard était considéré comme un alexipharmaque des plus efficaces. Réduit en poudre, il entrait dans la préparation de nombreux médicaments. Il figure sur les registres du trésorier général de Son Altesse; il se rencontre parmi les mémoires de nos maîtres apothicaires. Et cependant, ses vertus furent contestées, sa réputation attaquée par Ambroise Paré, un des maîtres de la chirurgie française. Une démonstration fut opérée *in anima vili,* sur un voleur destiné à la potence. Le malheureux, acceptant cette chance ultime d'échapper à la mort, absorba cet ingrédient après une « prinse » de sublimé. Il mourut presque incontinent au milieu des souffrances les plus atroces. Le bézoard, cependant, bravant sa condamnation, devait conserver pendant un long siècle une vogue universelle (²).

Nos maîtres apothicaires préparaient, eux-mêmes, la plupart des remèdes et médicaments qui se débitaient en leurs officines, et ces laboratoires suppléèrent, comme nous le savons, à la leçon des professeurs. Le jeune apprenti apprenait au fond des matras et des cornues les secrets de notre art et profession. Aucune formule ne devait lui rester étrangère. Les apothicaires achetaient au dehors les

---

(1) Hippolyte Roy, *op. cit.,* p. 106.
(2) Alfred Franklin, *op. cit.,* p. 157 et suiv.

matières premières qui devaient servir à la préparation de leurs médicaments, les produits des pays exotiques, comme le bézoard, l'ambre gris, le musc, les baumes des Indes, les huiles essentielles et autres encore.

Ces achats se pratiquaient aux foires, où fréquentaient les marchands en gros, et, pour la Lorraine, à la foire franche de Saint-Nicolas-de-Port, laquelle se tenait deux fois par an, à Noël et à la Saint-Jean. Les droguistes de Bâle, de Strasbourg, d'Augsbourg, de Provence ou de Hollande se rencontraient, en ces assises, avec nos maîtres apothicaires auxquels ils vendaient leurs produits.

Nous devons rechercher maintenant à quels traités de pharmacie recouraient nos devanciers pour apprendre à composer *secundum artem* ces potions, ces breuvages, mixtures ou électuaires, dont usaient et abusaient nos bons aïeux. Les règlements sont muets sur les ouvrages de pharmacopée à consulter et nos apothicaires se rallièrent vraisemblablement aux auteurs en vogue.

A Paris, de nombreuses pharmacopées étaient très en faveur au début du dix-septième siècle, savoir, parmi les principales : Le *Guidon des Apothicaires* de Valerius Cordus, traduction André Caille de Lyon; la *Pharmacopée* de Jacques Sylvius, traduction du même ; la *Pharmacopée* de Laurent Joubert, de Lyon. Ces ouvrages furent généralement supplantés par la *Pharmacopée* de Bauderon, devenue en quelque sorte le livre de chevet des maîtres apothicaires.

Les Bauderon, Brice le père et Gratian le fils, connurent de nombreuses éditions de leur ouvrage, la première ayant paru à Lyon, en 1588, chez Benoist Rigaud. Elles se rencontrent fréquemment en nos bibliothèques. Cette *Pharmacopée* fut donc, on peut le présumer, le formulaire adopté par nos devanciers. Certains de ces exemplaires portent le nom de leurs anciens possesseurs, telle une édition lyonnaise de 1663, avec un *ex-libris* de Nicolas Guillemin, apothicaire, et la date de 1666 ([1]).

Le Bauderon dont nous nous sommes servi pour cette étude a son histoire. Édité à Lyon en 1672, il appartenait, en 1680, à Louis Allary, dont nous avons rencontré le nom, puis, passant de mains en mains, il devint, en 1730, la propriété de Pierre Driant, également maître apothicaire à Nancy. On le retrouve, au dix-neuvième siècle, en la pharmacie sise au coin nord de la Grande-Rue et de la rue de Guise, et tenue par Jacques-Jules-Nicolas Poincaré, grand-père du Président de la République Française. Cette pharmacie encore existante occupe un vieil hôtel du seizième siècle, avec une porte Renaissance à bossages vermiculés, maison natale du grand mathématicien Henri Poincaré ([2]). Le successeur de Nicolas Poincaré, Camille Leclerc, auquel échut ce Bauderon, en fit don, vers 1867, à Jean-Louis Monal, notre père ([3]).

Les Institutions pharmaceutiques de Jean de Renou étaient également consultées, et une édition de 1638, conservée au Musée de l'École de Pharmacie de Nancy, avait appartenu anciennement à la « boutiche » des religieuses Carmélites de Pont-à-Mousson.

Enfin, nous avons trouvé à la Bibliothèque municipale de Nancy une *Pharmacopée* de Jacques Sylvius, portant la date de 1628, avec les *ex-libris* de Claude Breton, apothicaire en notre ville, et de J. Breton, son fils, également

---

(1) Musée de l'École de Pharmacie de Nancy.

(2) Cf. Christian Pfister, *M. Raymond Poincaré, Président de la République Française*. Extrait de l'*Annuaire de Lorraine*. Nancy, Crépin-Leblond, 1913.

(3) Bibliothèque de MM. Monal, à Nancy.

apothicaire, ce dernier n'ayant pas figuré parmi les membres de la corporation nancéienne (¹).

Ces ouvrages purent être supplantés, vers la fin du dix-septième siècle, soit par le *Codex* parisien, terminé en 1637, soit par la *Pharmacopée royale galénique et chimique* de Moyse Charas, dont la première édition porte la date de 1676, soit, enfin et surtout, par la *Pharmacopée universelle* de Nicolas Lemery dont la vogue grandit encore au cours du siècle suivant.

------

(1) La *Pharmacopée* de Jacques Sylvius, éditée en 1611, à Paris, chez la veuve Pierre Vitray et Anthoine Vitray, rue Perdue, est un in-12 de 678 pages, avec reliure parchemin.

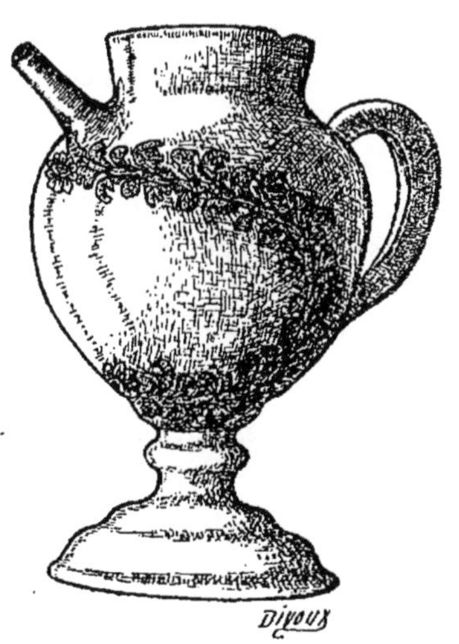

VASE CHEVRETTE, XVIIᵉ SIÈCLE

(Collection de MM. Monal.)

MÉMOIRES DE MAITRES APOTHICAIRES [1]

1° PHARMACIE

I

Parties fournies pour le service de Son Altesse par maistres Gaspard et Cailley, leur appoticaires, et ce, au quartier de janvier, febvrier et mars 1629 :

Et, premièrement, du premier janvier 1629, pour
Son Altesse, deux prinses de ses juleps cordiaulx, composés selon l'ordonnance . . .   7 fr.
Du 4, sa boiste tablettes cordiales et digestives composées, tenantes vingt onses, réïtérées comme
dessus.   20
Du 6, une prinse de ses juléps cordiaulx réïtérée   3   6 gr.
Plus les trois balles composées, pour porter à
l'offrande, à la messe le jour des Roys [2] . .   6
Du 7, une prinse julep cordial   3   6
Du 8, une prinse julep cordial.   3   6

---

(1) Pour la rédaction des notes, nous avons consulté la *Pharmacopée* de Bauderon, les œuvres pharmaceutiques de Jean de Renou, la *Pharmacopée raisonnée* de Schroder, la *Pharmacopée universelle* de Lemery, l'*Inventaire de la pharmacie de l'hôpital Saint-Nicolas de Metz*, de Paul Dorveaux (A), *Les Médicaments* de Franklin et *L'Officine* de Dorvault. Après une citation, nous rappellerons seulement le nom de l'auteur.

On pourrait consulter avec profit la belle étude du Dr Paul DORVEAUX, parue dans le *Bulletin des Sciences Pharmacologiques*, sous le titre *Parties d'apothicaires*, t. XIX, 1915, p. 49-56.

(2) Les boules liturgiques d'or, d'encens et de myrrhe, commémorant l'offrande des rois mages.

(A) Dr Paul DORVEAUX, *Inventaire de la pharmacie de l'hôpital Saint-Nicolas de Metz* (27 juin 1509). Nancy, Sidot frères, 1894, in-8 de 73 pages.

Articles fournies pour le service de son Altesse, par maistre Gaspard Caillet, son apothicaire, en augustée de famille fleurie. Mars 1629.

Et premierement, Du premier Janvier 1629 pour son Altesse
deux prises de son Julepe ordinaire composse selon l'ordonnance ———— 7 — 0 — 0 —
Du 4. sa boiste Tablette de Cordialle et digestive composse plente
Vingt onces testifié comme dessus ————————————————— 20 — 0 — 0 —
Du 6. Une prise de son Julepe ordinaire réitéré ——————— 3 — 6 — 0 —
plus Une Fiole balliu composse pour porte a l'offrande a la
premiere sepmaine Haya ——————————————————— 6 — 0 — 0 —
Du 7. Une prise Julep ordic ——————————————————— 3 — 6 — 0 —
Du 8. Une prise Julep ordic ——————————————————— 3 — 6 — 0 —
Du 15. huict de sene composse condiblanc ——————————— 3 — 4 — 0 —
plus deux de libas fis ————————————————————— 2 — 6 — 0 —
plus deux groscitron, par mat Evinan ——————————————— 2 — 0 — 0 —
Du 16. Sa prise Julep ordic ————————————————————— 3 — 6 — 0 —

UN MÉMOIRE DES MAÎTRES APOTHICAIRES GASPARD ET CAILLET (FRAGMENT)
(Arch. M.-et-M., B 1473.)

	fr.	gr.
Du 15, huict onses (1) seucre rosat (2) et candi blanc	3	4
Plus deux onses oliban fin (3)	2	6
Plus deux gros citrons, par maistre Vincent (4) .	2	
Du 16, sa prinse julep cordial	3	6
Plus 2 onses six tréseaulx (5) escorces de citrons confictz seucre madère	1	1
Du 21, sa boiste tablettes cordiales et digestives réïtérée	20	
Plus deux gros citrons par maistre Vincent . . .	2	
Du 27, sa boiste seucre candi blanc, tenante 12 onces réïtérée	5	
Plus sa boiste, tenante dix onses seucre rosat en table	4	2
Du 29, deux livres escorces de citrons conficts seucre madère	12	
Plus sa boiste tablettes cordiales et digestives réïtérée	20	
Plus encor deux beaux citrons par maistre Vincent	2	
Du 3 febvrier, pour Madame la princesse, 4 onses escorces de citrons	1	6
Du 7, une prinse julep cordial pour Son Altesse .	3	6
Du 8, sa prinse julep cordial	3	6
Plus 4 onces et demy fine poudre iris de Fleurance (6) comme dessus.	8	
Plus prins par le sieur Maldisné, pour le service de Son Altesse, cinq onces céruse en emplastre.	2	1

(1) Poids usités en pharmacie au dix-septième siècle : la livre de médecine = 12 onces (environ 360 gr.), et non la livre marchande de 16 onces = 2 marcs d'orfèvre (environ 480 gr.). 1 once valait 8 dragmes, 1 dragme 3 scrupules, 1 scrupule 28 grains, 1 grain 5 centigrammes environ.

(2) Sucre fondu coloré en rouge et aromatisé à la rose.

(3) Encens pulvérisé.

(4) Pierre Vincent, premier valet de chambre de Son Altesse.

(5) Le tréseau de France pesait 1/8 d'once (Furetière).

(6) Iris de Florence.

Plus cinq onces et demy *emplastrum pro stomacho*(¹) composé. . . . .   7 fr.

Plus cinq onces et demy *emplastrum divinum* composé Paracelsi(²)   8   3 gr.

Plus huict tréseaulx huile de muscades   12

Plus ung unguent, composé de plusieurs, et ay adiousté quelque peu essence de canelle, tenant 6 onses, pour Son Altesse, à en user   9

Du 9, pour Son Altesse, sa prinse julep cordial .   3   6

Plus pour camphre dissoult en eau thériachale fine.   4   6

Plus une onse fine eau thériachale composée pour sa cuisse par Maldisné   8

Du 10, sa prinse julep cordial composé.   3   6

Du 14, pour Son Altesse, une fomentation corroborative, composée de plusieurs drogues, avec deux onses aloës fin et autres pour sa cuisse.   12

Plus 6 onses eaues de saulge et de *chamepithis*(³) à en user par Maldisné   4   6

Du 16, pour Son Altesse, deux onses et demy huile d'œufs(⁴).   15

Du 18, sa boiste fine poudre iris de Fleurance. .   8

Plus sa prinse julep cordial   3   6

Du 20, pour Son Altesse, prins par Maldisné huict dragmes fin baulme du Pérou   20

Plus sa prinse julep cordial   3   6

---

(1) Emplâtre pour l'estomac de Mésué. « Échauffe le ventricule et corrobore le foye. » (Bauderon.)

(2) Emplâtre divin. « Pour ses rares vertus à la curation des vieils ulcères a mérité le nom de divin. » (Bauderon.) Il était de couleur rouge si le verdet, sa base, était cuit ; vert, dans le cas contraire.

(3) Ivette, *Teucrium Chamæpithys L.*

(4) L'huile d'œufs, extraite des jaunes d'œufs, « est usitée pour consolider les playes et les crevasses, pour meurir les tumeurs et guérir les hernies. On prépare également une huile de blancs d'œufs salutaire à la goutte » (Schroder).

Du 26, pour parfumer la sale, demy onse fines
   pastilles odorantes . . . . 3 fr. 6 gr.
Du dernier, sa prinse julep cordial 3 6
Dudit jour, sa prinse julep cordial comme dessus 3 6
Du premier mars, sa prinse julep cordial 3 6
Dudit jour, sa prinse julep cordial réïtérée . . . 3 6
Plus sa boiste tablettes cordiales et digestives réï-
   térée. 20
Plus ung laict d'amendes avec seucre (¹) pour Son
   Altesse 2
Du 2, une boiste, tenante seize onses, conserve
   de roses seiches pour Son Altesse 6 8
Plus sa prinse julep cordial 3 6
Plus son laict d'amendes avec seucre. 2
Du 3, son julep cordial réïtéré 3 6
Plus son laict d'amendes avec seucre 2
Du 4, sa prinse julep cordial 3 6
Plus son laict d'amendes avec seucre 2
Plus 4 mains fin papier blanc. 2
Plus deux mains fin papier doré 3
Du 5, sa prinse julep cordial composé 3 6
Plus son laict d'amendes avec seucre. 2
Du 6, sa prinse julep cordial composé 3 6
Plus son laict d'amendes avec seucre. 2
Du 7, son laict d'amendes avec seucre 2
Plus sa prinse julep cordial. 3 6
Du 8, son laict d'amendes avec seucre 2
Du 9, son julep cordial composé 3 6
Plus son laict d'amendes avec seucre. 2
Plus ung orge mundé. 1
Du 10, sa prinse julep cordial 3 6
Plus son laict d'amendes avec seucre 2
Du 11, sa prinse julep cordial composé réïtérée . 3 6
Plus son laict d'amendes avec seucre. 2
Du 12, sa prinse julep cordial 3 6
Plus son laict d'amendes avec seucre. 2

____

(1) Notre sirop d'orgeat.

Du 13, sa prinse julep cordial . . . . 3 fr. 6 gr.

Plus son laict d'amendes avec seucre. 2

Du 14, sa prinse julep cordial 3 6

Plus son laict d'amendes avec seucre. 2

Du 15, son julep cordial composé réïtéré. . . . 3 6

Plus son laict d'amendes avec seucre. 2

Du 16, son julep cordial composé réïtéré comme
  dessus. 3 6

Plus son laict d'amendes avec seucre. 2

Plus ung flacon eau composée pour les dents,
  commé celle de Monseigneur le duc (¹), à en
  user. 8

Du 17, son laict d'amendes avec seucre. 2

Plus sa prinse julep cordial 3 6

Du 18, son laict d'amendes avec seucre. 2

Du 19, son laict d'amendes avec seucre. 2

Du 20, son laict d'amendes avec seucre. 2

Plus sa boiste fine poudre iris de Fleurance . . 8

Du 24, son julep cordial composé réïtéré. . . . 3 6

Plus son laict d'amendes avec seucre. 2

Du 27, sa prinse julep cordial 3 6

Plus son laict d'amendes avec seucre. 2

Du 28, 2 onces fine eau de vie pour les dents. . 1 6

Du 29, une boiste, tenante huict onses, fine
  poudre composée à laver les mains, pour Son
  Altesse. 8

Plus deux beaux citrons par maistre Vincent . . 2

Plus six onces syrop de *Capilli Veneris* (²). . . . 2 6

Plus une once huile d'amendes doulces freiche
  tyrée sans feu. 1 8

Item, pour des particuliers, du premier janvier
  1629, pour Eschenot, page, une onse seucre
  rosat 5

------

(1) Le duc François de Vaudémont, père du duc Charles IV.

(2) Sirop de capillaire de Montpellier.

(3) François de Florainville, seigneur de Fains, conseiller de Son
Altesse, grand fauconnier de Lorraine et gouverneur de Marsal.

Du 16, à Monsieur du Fey (³), grand faulconnier, pour ses oyseaulx, deux onses fine manne de Kalabre . . . .   3 fr.

Plus huict tréseaulx corail rouge préparé (¹). . .   8

Du 21, pour Beausire, valet de pied, six prinses pillules éléphangines (²), selon l'ordonnance de maistre Fournier le médicin.   6

Plus deux onses huile de lumbrics (³), à en user.   1   4gr.

Du 25, deux onses emplastre de *Cicuta* (⁴) composé pour ledit.   3   6

Du 19 febvrier, pour La Musicque (⁵), valet de pied, ung clister laxatif composé.   2

Plus, pour Le Flamand, ung clister laxatif composé   2

Plus deux onses unguent d'*althea* (⁶) composé pour son costé   1

---

(1) « Le corail est dessicatif, réfrigératif, aftrictif. Il fortifie le cœur, l'estomac, le foye, purifie le sang, résiste à la peste, aux venins et aux fièvres malignes. Il rend l'humeur guaye, excepté le (corail) noir, qui rend les gens mélancoliques, il arrête les flux de ventre et de matrice et les gonorrhées, il préserve les enfants de l'épilepsie, si, avant que de rien prendre, on leur donne dix grains de corail dans le lait de la mère. L'usage externe est de remplir de chair les vieux ulcères, d'abaisser les cicatrices, de dessécher les yeux et d'aiguiser la vue en forme de collyre. Le corail rouge, suivant Paracelse, en forme d'amulette est souverain contre les terreurs paniques, les fascinations, les enchantements, les véneries, l'épilepsie, la mélancolie, les insultes du démon, le tonnerre, etc. » (Schroder.)

(2) Pilules *alephanginæ* ou *de aromatibus* de Mesué. Ces pilules à base d'aloés « purgent le cerveau, le ventricule et les organes des sens de leurs humeurs crasses, putrides et pituiteuses et dissipent les douleurs qui en proviennent, fortifient l'estomac et la coction » (Bauderon).

(3) Huile de lombrics. Diurétique, d'après Schroder; « convenait aussi aux douleurs de nerfs et des articulations » (Bauderon).

(4) Emplâtre de ciguë.

(5) Claude Chaussy, dit la Musique, valet de pied de Madame.

(6) Onguent *althéa* de Mirepse. A base de guimauve, semences de lin,

Du 20, pour La Musicque, une médicine laxative
composée . . . .   4 fr. 6 gr.

Du 2 mars, pour La Musicque, une médecine
laxative composée   4   6

Du 10, pour Beausire, huict onses poudres de fenugrec et lupins (¹)   4

Plus 6 onses huiles rosat (²) et violat (³) à en
user.   2

Plus, pour La Brisée, 4 onses syrop de *Capilli Veneris*   1   8

Du 16, pour Solaine, page, une médicine laxative
composée   4   6

Du 17, deux prinses apozème apéritif et pectoral
composé   2

Du 18, une livre apozème apéritif et pectoral
composé   3

Du 19, une livre apozème apéritif et pectoral
composé   3

Du 20, pour ledict, une prinse pillules laxatives
dorées (⁴)   1

                  Somme tout (⁵) . . . .   504 fr. 8 gr.

---

fenugrec et scille, cire jaune, poix-résine, térébenthine, colophane et *galbanum,* etc.

« L'onguent *althéa* échauffe, ramollit, addoucit et résoult. » (J. de Renou.) Était utilisé pour le traitement des pleurésies et affections de poitrine.

(1) Semences de lupin, *Lupinus albus.* Aphrodisiaque très estimé chez les Arabes.

(2) Bauderon indique deux sortes d'huile rosat : la première faite avec des roses épanouies infusées dans de l'huile d'olives mûres ; la seconde faite avec des roses rouges non épanouies infusées dans de l'huile d'olives vertes et astringentes, cette dernière appelée huile Omphacin.

(3) Huile violat. Se préparait par infusion de fleurs de violettes dans l'huile Omphacin.

(4) *Pilulæ aureæ,* de Nicolaus, ainsi appelées à cause de leur couleur jaune doré, extraite du safran. Leur base était l'aloès et la scammonée.

(5) Archives M.-et-M., B 1473, ms in-folio de 3 feuillets.

Ce mémoire, écrit vraisemblablement par Jean Caillet, est certifié par François Fournier, médecin ordinaire de Son Altesse, à la date du 6 avril 1629, puis, le lendemain, par Antoine de Stainville, seigneur de Couvonge, conseiller et premier gentilhomme de la chambre. Le contrôleur Signac (¹) réduisit le compte à la somme de 426 francs, monnaie de Lorraine, que le duc Charles IV ordonna de payer aux maîtres apothicaires, suivant mandement du 25 mai de la même année. Le lendemain, Claude Gaspard et Jean Caillet en donnaient la quittance.

II

Parties fournies pour le service de Son Altesse par Claude Gaspard et Cailley, appoticaires de Saditte Altesse :

Premier, du premier juillet 1629, 4 onces eau de
    recrüe de cerf (²), à Jarville (³). . . . . . .   6 fr.
Plus trois clistères laxatifs composés et ordonnés
    par Monsieur d'Ansy (⁴)   7   6 gr.
Plus un julep cordial, composé avec confection
    alkermès, eau cordialle, syrop de pommes et
    autres, pour trois doses   6
Plus deux onces eau de cannelle   4
Plus ung pot thériacque (⁵), tenant 2 onces . .   8

---

(1) Nicolas Signac, contrôleur aux finances de Son Altesse, conseiller auditeur à la Cour des Comptes de Lorraine.

(2) Eau de recrüe de cerf. L'eau de jeunes andouillers. « Cette eau est excellente pour les fièvres ardentes malignes. » (Schroder.)

(3) Jarville (M.-et-M.). Les ducs de Lorraine possédaient un château à la Malgrange, dépendance de Jarville.

(4) Lefèvre Dancy, conseiller médecin de Son Altesse.

(5) La thériaque, électuaire ou plutôt opiat fameux, contenait plus de soixante composants. Il existait de nombreuses formules de ce pro-

Plus ung pot confection alkermès (¹), tenant
  16 dragmes . . . .   32 fr.
1 livre cotignac (²).   3
Une prinse pilules d'aloès, lavée en suc de roses
  avec escorce d'anis   2   6 gr.
Plus ung épythème cordial, composé avec diamargarit frigid (³), confection alkermès, de hya-

---

duit. Son inventeur fut Andromache de Candie, premier médecin de
Néron.

Cette drogue passait pour un antidote universel. Bauderon nous apprend
qu'elle « est efficace contre le venin du pavot, de la ciguë, jusquiame et
aconit ; contre les cantharides, la morsure du vipère et du chien enragé.
Elle ne l'est pas moins contre la piqueure du scorpion et autres animaux
féroces et contre la potion de toutes sortes de venins ». Elle guérissait
encore une quantité de maladies « presque innombrables ».

La thériaque la plus estimée se faisait à Venise. On la préparait en
grande pompe tous les ans. La thériaque de Paris était aussi très réputée.
L'École de Pharmacie de Nancy conserve parmi ses collections le pot en
étain dans lequel les pharmaciens de Pont-à-Mousson faisaient revenir
ce remède de la capitale.

C'est au début du dix-huitième siècle, en 1725, que les maîtres apothicaires de Nancy préparèrent la thériaque pour la première fois. Une
séance solennelle, à laquelle fut convié le public, eut lieu à cette occasion, en une salle du palais de Son Altesse Royale. Charles Bagard,
conseiller, médecin ordinaire du prince, fit le discours.

La thériaque a été l'objet d'un poème, *Thériacade,* d'une oraison et
de nombreux traités.

(1) La confection d'alkermès, à base de kermès animal. Elle contenait
aussi de l'or, des perles, du corail rouge, de l'ambre et des bois aromatiques. On l'utilisait pour traiter les palpitations et les syncopes, elle
chassait la tristesse et rendait les forces.

(2) Gelée de coings.

(3) *Diamargariton frigidum.* Poudre à base de perles, d'ambre gris,
de musc, de feuilles d'or, d'ivoire, de pierres précieuses, d'os de cœur
de cerf et de soie crue, sans oublier de nombreux végétaux. Bauderon
nous enseigne que ce mélange compliqué autant que coûteux « fortifie
les forces débiles, ayde à la syncope, à la toux : recrée les asthmatiques,
tabides et ceux qui sont extenuez et abbatus de quelque longue maladie
de cause chaude et les rétablit en leur première vigueur ».

cinte (¹), diatriasantal (²) et autres en eau cordialle, à luy appliquer sur la région du cœur,
tenant 1 livre. . . . .   8 fr.

Du 2, 3 chopinnes décoction cordialle et pectoralle, composé pour en boire à sa soif. . . .   6

Plus la prinse julep cordial, comme dessus . . .   2

Du 3, trois chopinnes de la mesme décoction
pectoralle   6

Plus 1 livre de son susdit julep cordial.   4

Plus ung clistère.   2   6 gr.

Du 4, trois chopinnes de sa décoction comme
dessus   6

Plus 4 onces et demy syrop de limons   1   10

5 onces syrop de *berberis* (³).   2   1

Plus ung clistére laxatif.   2   6

Du 5, ung apozème apéritif, cordial et splénique,
composé de plusieurs clariffians, et aromat, avec
syrop de *Byzantiis* (⁴), syrop de cichorée et aromat, avec pouldre de *gemmis* (⁵) et autres, selon
l'ordonnance, pour quatre doses.   8

---

(1) Confection de Hyacinthe. Formule analogue à celle du *Diamargariton
frigidum,* mais avec, en plus, la pierre ayant donné son nom à ce médicament.

Cette préparation préservait de la peste et, au besoin, la guérissait.
Elle avait également les mêmes vertus que l'alkermès.

(2) Électuaire des trois santaux auxquels étaient joints de nombreux
produits qui variaient selon les auteurs. On en usait pour traiter les
maladies du foie.

(3) Sirop d'épine-vinette, *Berberis vulgaris L.*

(4) Sirop byzantin de Mésué, à base d'ache, d'endive, de buglosse et
de houblon. On l'employait contre les fièvres rebelles et les obstructions
des viscères.

(5) Électuaire *de gemmis* de Mésué ; il tirait son nom des pierres précieuses entrant en grand nombre dans sa composition. « Fort convenable
en toutes les maladies froides qui peuvent arriver à la teste, au cœur,
au ventricule, au foye et à la matrice. »

Bauderon ajoutait avec simplicité : « A cause des choses précieuses qui
y entrent, il est plus usité des Grands que des autres. »

Plus 5 onces syrop de Byzance . . . .   3 fr.   4 gr.
Une prinse julep cordial.   2
Du 6, sa prinse julep cordial.   2
Plus sa boytte pouldre d'iris tenant 6 onces . .   6
Plus 3 chopinnes de sa décoction pour son boyre
    ordinaire   6
5 onces syrop coings   2   1
Du 7 juillet 1629, pour Son Altesse, une méde-
    cine laxative composé avec rheubarbe et
    autres selon l'ordonnance.   6
Plus ung épythème cordial, avec diamargarit *fri-
    gidum*, thériaque et eau de cannelle et autres,
    tenant 1 livre   8
Plus 4 onces amandes, un citron gros.   1   6
Trois onces confection hanneth simple (¹) . . .   6
Plus deux prinses julep cordial comme dessus. .   4
Du 8, une boytte tablettes cordialles, composées
    avec diamargarit *frigidum*, triasantal, de
    gemmis, rasure d'yvoire (²), corne de cerf (³)

---

(1) Confection Hamech, de Mésué. Électuaire purgatif qui porte le nom de son inventeur, le médecin arabe Hamech ou Ahmed. On distinguait la Confection Hamech *major* et la *minor*. La première, dit Bauderon, « purge l'une et l'autre bile et la pituite salée : pour ce respect elle est propre à toutes les maladies qui en naissent : à la galle, au cancer exulcéré et aux complexions grossières ». Le Hamech minor n'était pas moins efficace : « Il purge la mélancholie et les humeurs bruslées. Pour ce il convient à la manie, à la mélancholie, au vertige, au défaut de mémoire et aux vices du cuir : tels que sont la galle, la lèpre, la morphée, le cancer et dartres. » Le Hamech comptait parmi les cinq préparations imposées habituellement comme chef-d'œuvre aux postulants à la maîtrise des apothicaires, à Nancy.

(2) « L'yvoire fortifie les viscères et arrête les flueurs blanches des femmes ; il chasse les vers, convient à la jaunisse et aux vieilles obstructions : il guérit les douleurs et les faiblesses d'estomac, l'épilepsie, la mélancolie et résiste à la pourriture et au poison. On l'emploie sous forme de limaille dans les infusions et on le donne en substance sous forme de poudre. » (Schroder.)

(3) Ce remède se préparait en broyant de la corne de cerf brûlée mélangée

préparé et autres, tenant 5 onces, à prendre
après ses juleps. . . . . 12 fr. 6 gr.

Plus une fomentation remollient, splenique et
confortative, composée de plusieurs èntre-
bastres en deux sachets, à lui fomenter le
ventre et hypochondres souvent 8

Plus ung liniment, composé avec huille d'amandes
doulces, huille de lis, de camomille et violat,
tenant 4 onces. 4

Plus une livre de son susdit apozème rëitéré. . 4

Plus 3 chopinnes de sa décoction pectoralle, pour
boyre à sa soif. 6

Du 9, deux clistères laxatifs composés. 5

Plus 2 onces syrop de cichorée, avec rheubarbe et
miel rosat laxatif et médicinal 6

Plus 3 chopinnes de sa décoction pectoralle . . . 6

Du 10, pour Son Altesse, ses fomentations rëitérées 8

Plus 3 chopinnes de sa décoction. 6

Plus 6 onces syrop de coings. 2

Du 11, 3 chopinnes de sa décoction. 6

Plus 3 onces syrop de pommes. 1   3

3 onces syrop de Byzances. 2

Puis 3 chopinnes de la mesme décoction pectoralle 6

Plus ung clistère laxatif composé. 2   6

Plus une prinse julep. 2

Du 13, 3 chopinnes de sa décoction. 6

Plus une prinse julep. 2

Du 14, pour Son Altesse, 6 onces syrop violat ([1])
violet. 6

3 chopinnes de sa décoction. 6

1 livre des 4 semences ([2]). 8

---

ensuite avec une eau cordiale. « Leur vertu dessicative fait que cette
préparation résiste à la pourriture, arrête le flux du ventre, tue les vers,
pousse les sueurs et serve de médecine ordinaire aux enfants. » (Schroder.)

(1) Sirop de violettes.

(2) Les quatre grandes semences froides étaient celles de courge, de

Puis, pour Son Altesse, sa boytte tablettes réïtérées, avec diamargarit, tenant 5 onces. . . . 12 fr.
3 chopinnes de sa décoction. 6
Du 16 juillet 1629, pour Son Altesse, une boytte
 tablettes cordialles et confortatives, com-
 posées avec bézoard, perles (¹), spode (²) de
 chescun (³) et autres, tenant 5 onces. . . . 25
3 chopinnes de sa décoction. 6
Plus son clistère réïtéré. . . . . 2 6 gr.
Du 17, son épythème réïtéré. 8
Plus 3 chopinnes décoction comme dessus. . . 6
Du 18, son clistère laxatif composé. 2 6
Plus sa boytte tablettes cordialles, avec bézoard
 comme dessus 25
Du 19, 3 chopinnes de sa décoction. 6
Du 20, 2 onces pouldre d'iris. 2
Plus 3 chopinnes de sa décoction réïtérée. . . . 6
Du 21, sa boytte tablettes cordialles, avec 20
 grains bézoard, os de cœur de cerf, confection
 alkermès et autres comme dessus. 25
Plus une pinte (⁴) de sa décoction pour son boyre
 ordinaire 4

---

concombre, de melon et de citrouille ; les quatre petites semences froides
celles de laitue, de pourpier, de chicorée et d'endive.

Les quatre grandes semences chaudes étaient celles d'anis, de fenouil,
de cumin et de carvi ; les quatre petites semences chaudes celles *d'ammi*,
de persil, de *daucus* et d'ache.

(1) « Les perles donnent un cordial excellent pour réjouïr et conforter
le baûme de la vie et les forces abatuës ; elles résistent aux venins, à la
peste, à la corruption et réveillent le courage. Elles sont venuës à cet
égard à un si haut point de crédit qu'elles sont le dernier refuge des
agonisants. » (Schroder.)

(2) *Spodium.* Selon de Renou, un seul *spodium* existe, celui des Grecs,
savoir, l'oxyde de zinc impur ou tuthie imparfaite. De leur côté les Arabes
appelaient *spodium* le résidu obtenu par la calcination des racines de
certains roseaux. D'autres, enfin, désignent sous ce nom l'ivoire calciné.

(3) Il faut lire *de chacun*.

(4) La pinte contenait 0ˡ931 ; la chopine équivalait à une demi-pinte.

Du 22, ung pinte de laditte décoction . . . . . 4 fr.

Du 23, la mesme décoction réïtérée 4

Plus ung clistère laxatif composé 2   6 gr.

Du 24, sa boytte tablettes cordialles réïtérée . . 25

Plus une pinte de sa décoction 4

Du 25, ses fomentations réïtérées. 8

Plus une pinte de sa décoction 4

Du 26, ung clistère laxatif composé 2   6

Plus ung épythème cordial et liquide 8

Du 27, sa boytte tablettes cordialles réïtérées
comme dessus 25

3 chopinnes de sa décoction 6

Plus quatre prinses pilules d'aloës, lavé en suc de
roses avec escorce d'anis 10

Du 28, 3 chopinnes de sa décoction 6

Du 29, ung clistère laxatif composé 2   6

Du 30, ses tablettes réïtérées, tenante 10 onces au
double 50

Plus une prinse pilules avec escorce d'anis . . . 2   6

Plus sa fomentation réïtérée, entrebasté en deux
sachets 8

Du 30, son clistère réïtéré. 2   6

Du premier aoust, une autre fomentation stoma-
challe, composée avec *spica* (¹), nard (²), *calamus* aromatique, *scoenanthus* (³), boys d'aloës
et autres, à lui appliquer sur le ventre et l'estomach 10

3 chopinnes de sa décoction 6

Du 2, une prinse pilules avec escorce d'anis. . . 2   6

Plus ung clistère laxatif composé 2   6

Du 2 aoust 1629, ung grand sachet avec taffetat,

---

(1) Fleurs de lavande. *Lavandula spica L.*

(2) Nard indien. *Nardostachys Jatamansi D. C.*, lavande au parfum exquis chanté par Alfred de Vigny :

L'odorant cinnamome et le nard de Palmyre.

(3) Schœnanthe. *Andropogon Schœnanthus,* employé contre les ulcères et les rhumatismes. Entrait dans la thériaque. Inusité actuellement.

composé avec boys d'aloës, pouldre cordialles
et autres plusieurs, à porter sur la région du
cœur . . . .   8 fr.
Plus une boytte tablettes cordialles, avec boys
d'aloës, os de cœur de cerf (¹), ambre gris (²),
bézoard 20 grains, pouldre cordialles, pour en
user à toutes heures, tenant 8 onces et demy   44
Plus une pinte de sa décoction pectorale   4
Plus quatre sachets, composés avec boys d'aloës,
calamus aromatique, scœnante et autres, entrebasté, deux à porter dans le bain, et deux
autres entrebasté avec taffetas, à appliquer sur
le ventre et l'estomach estant hors du bain. .   16
Du 3, 3 chopinnes de sa décoction   6
Pour Madame, 1/3 cresme de tartre   2
Du 4, une boytte pouldre digestive, composée
avec perles, ambre gris, os de cœur de cerf,
bézoard 20 grains, boys d'aloës, succre rosat et
pouldre et autres, tenant 24 onces   72
Plus une prinse pilules avec escorce d'anis . . .   2   6 gr.
3 chopinnes de sa décoction   6
Du 5, pour Son Altesse, son épythème réïtérée   8
Deux clistères réïtérés   5
3 chopinnes tisanne   6
5 onces syrop exhilarant (³)   7   6

---

(1) « L'os de cœur de cerf est un concours d'artères qui se réunissent
vers sa base et dégénèrent en os avec le tems, sur tout durant le rut. Cet
os est spécifique pour le cœur et pour préserver contre la malignité, il
conserve le fétus et les femmes grosses. » (Schroder.)

(2) Ambre gris. « L'ambre est chaud, dessicatif et résolutif, il corrobore
le cœur et le cerveau, il restaure et refait par son odeur agréable les
esprits Vitaux et Animaux. » (Schroder.)

(3) L'inventeur du sirop exhilarant était Castelan, premier médecin de
Charles IX, roi de France. Ce sirop avait la merveilleuse vertu de réjouir
le cœur, de restaurer les facultés et de chasser la mélancolie. Il contenait les sucs de buglosse, de bourrache, de pomme, de mélisse, des
grains de kermès, du safran, de la poudre de *diamargariton* frigide et de
l'ambre.

2 onces eau de cannelle. . . . .   4 fr.
Du 6, 3 chopinnes tisanne . . . .   6 gr.
Du 7, deux clistères   5
3 chopinnes tisanne   6
Du 8, pour Madame, 24 onces de la mesme pouldre
    digestive, comme celle de Son Altesse, avec
    bézoard, perles et autres   72
Plus, pour Son Altesse, 3 chopinnes tisanne. . .   6
Son clistère réïtéré.   2   6
Du 9, ung autre clistère, avec demy once *diacar-*
    thami (¹), *catholus* (²) et autres.   2   6
Plus 3 chopinnes de sa décoction pectoralle. . .   6
Plus une prinse julep cordial.   2
Du 10, pour Son Altesse, son clistère réïtéré . .   2   6
Plus 1 livre tablettes digestives.   48
3 chopinnes tisanne   6
Du 11, 3 chopinnes tisanne   6
Du 12, 3 chopinnes tisanne   6
Plus ung clistère laxatif composé   2   6
Du 13 aoust 1629, 3 chopinnes tisanne   6
Encore 1 livre tablettes digestives.   48
Du 14, 3 chopinnes tisanne   6
Sa prinse julep cordial réïtéré   2
Plus ses tablettes cordialles réïtérées, avec 40 grains
    bézoard, ambre gris, boys d'aloës, os de cœur
    de cerf, perles et autres, tenant 10 onces . .   50
Du 15, son épythème réïtéré   8
Plus ung gargarisme avec syrop de meures (³),
    tenant 1 livre   4

---

(1) Électuaire diacarthame d'Arnault de Villeneufve, médecin vivant
en 1520.

A base de cartham, de turbith et de gingembre. « Il est merveilleusement propre à purger la pituite et la bile et pour ce il convient aux
fièvres pituiteuses et compliquées. » (Bauderon.)

(2) Électuaire *catholicum*. Purgatif très employé qui devait guérir tous
les maux. Il formait généralement la base des clystères. Il en existait de
nombreuses formules.

(3) Sirop de mûres.

Plus 2 onces réglisse mondée. . . . .   6 gr.
Plus le clistère réïtéré. . . . .   2 fr. 6
5 onces syrop de capillaires   2   1
5 onces syrop de coings.   2   1
6 chopinnes tisanne à laver la bouche   1
5 onces syrop de pommes simple   2   1
Pour Madame, 1 once emplastre divin.   2
Pour Son Altesse, encore 5 onces syrop de coings   2   1
5 onces syrop de meures.   2   1
1 livre 1/2 raisin de Damas.   3
Plus ung liniment avec 1 once huille d'amandes
    doulces et de lis, tenant 2 onces   2   6
Plus une pouldre astringent avec bol terre sigil-
    lée (¹) et autres, à luy appliquer sur la luette .   6
Plus une fomentation, composée avec béthoine (²),
    camomille et autres, pour luy laver les pieds .   3   6
Du 16, trois pintes tisanne à laver la bouche . .   1
Deux prinses julep.   4
Du 17, son clistère réïtéré.   2   6
Plus 3 pintes tisanne.   1
Encore son clistère.   2   6
Sa prinse julep.   2
Du 18, sa prinse julep.   2
3 chopinnes de sa tisanne.   6
Plus 3 chopinnes de sa décoction pectoralle . . .   6
Plus du 19, 3 pintes de sa décoction pectoralle. .   12
Plus 1 livre 4 onces raisins de Damas.   2   6
Du 20, 2 livres 4 onces escorces de citrons . . .   18

---

(1) Terre sigillée, argile. On l'appelait ainsi à cause du sceau dont elle
était marquée pour la vente. Nommons, parmi les principales : la terre
sigillée de Turquie, celle de Malte ou terre sigillée de Saint-Paul et la
terre sigillée germanique, cette dernière, suivant les provenances, de couleur jaune, rouge, blanche ou cendrée. On usait de cette substance pour
combattre la fièvre maligne, la peste, la diarrhée, la dysenterie, les
morsures des bêtes venimeuses et extérieurement pour modifier les
« playes empoisonnées » et les « piqueures des bêtes venimeuses ».

(2) Bétoine. *Betonica officinalis L.*

3 pintes de sa décoction pectoralle. . . . . . .   12 fr.
Du 21, 3 pintes de sa décoction pectoralle   12
Plus ung clistère laxatif composé   2   6 gr.
Du 22, une prinse julep.   2
Plus deux pots tisanne.   1   4
Du 23, pour Son Altesse, une prinse julep . . .   2
Deux pots tisanne en deux fois   1   4
Du 24, deux pots tisanne   1   4
Du 25, deux pots tisanne   1   4
Plus deux prinses de ses juleps   4
Plus deux clistères laxatifs composés.   5
Plus une pinte décoction de sasafras   5
Du 26, deux pots tisanne   1   4
Deux prinses julep comme dessus   4
Plus 1 livre 1/2 raisins de Damas   3
Du 27, pour Son Altesse, sa prinse julep   2
Plus deux bouteilles décoction de sasafras. . . .   5
Plus deux bouteilles tisanne   1
6 onces syrop de pommes . . . . : . .   2   6
Du 28, une prinse pilules   2   6
Plus demi livre eau de recrüe de cerf.   12
Plus son clistère réïtéré   2   6
Deux bouteilles de sa décoction de sasafras . . .   5
Deux bouteilles de sa tisanne.   1
Du 29, ses tablettes réïtérées, tenantes 5 onces 1/2.   32
2 onces raisins.   4
Son clistère réïtéré.   2   6
Deux bouteilles décoction de sasafras   5
Deux bouteilles tisanne.   1
Pour Son Altesse, sa prinse julep   2
Du 30, pour Son Altesse, son julep réïtéré . . .   2
Deux bouteilles décoction de sasafras.   5
Plus une prinse julep   2
Du dernier, 6 chopinnes tisanne   1
Deux bouteilles décoction de sasafras.   5
Plus ung clistère laxatif composé   2   6
Du premier septembre, deux pots tisanne. . . .   1   4
Plus un pot de sa décoction de sasafras.   10

2 livres raisins de Damas . . . . 4 fr.
Une prinse julep. 2
Du 2, ung clistère laxatif composé. 2   6 gr.
Plus une prinse julep. 2
Deux bouteilles de sa tisanne. 1
Plus deux bouteilles de sa décoction de sasafras . 5
Du 3 septembre 1629, son clistère réïtéré. . . . 2   6
Plus une prinse julep 2
Deux bouteilles tisanne 1
Deux bouteilles de sa décoction. 5
Du 4, une prinse julep 2
Deux bouteilles de sa décoction. . . . . , . . 5
Deux bouteilles tisanne 1
Plus quatre boyttes tablettes comme dessus, avec
    bézoard, ambre gris et autres, tenantes
    40 onces. 140
Plus sa médecine réïtérée comme dessus 6
Du 5, deux bouteilles décoction de sasafras . . . 5
Deux bouteilles tisanne 1
Plus ung clistère laxatif composé 2   .   6
Du 6, ung clistère laxatif 2   6
Deux bouteilles tisanne 1
Deux bouteilles décoction 5
Du 7, son clistère réïtéré 2   6
Deux bouteilles de sa décoction. 5
Deux bouteilles tisanne 1
Du 8, deux bouteilles de sa décoction de sasafras. 5
Deux bouteilles tisanne 1
Demy livre eau de recrüe de cerf 12
Sa prinse pilules réïtérées 2   6
Du 9, son clistère réïtéré 2   6
Deux bouteilles de sa décoction de sasafras . . . 5
Deux bouteilles tisanne 1
Du 10, pour Son Altesse, son clistère réïtéré . . 2   6
Sa prinse pilules 2   6
Plus deux bouteilles de sa décoction de sasafras. . 5
Deux bouteilles tisanne 1
Du 11, deux bouteilles décoction comme dessus . 5

Deux bouteilles de sa tisanne. . . . .   1 fr.
Plus sa prinse pilules   2   6 gr.
Du 12, deux bouteilles décoction comme dessus.   5
Deux bouteilles tisanne   1
20 onces succre rosat   8   4
20 onces conserve de roses seiches.   8   4
Du 13, 4 livres raisins de Damas   8
2 livres escorces de citrons.   16
Du 13 septembre 1629, 1 livre conserve de roses
          seiches   7   8
Plus deux bouteilles de sa décoction   5
Plus deux bouteilles tisanne   1
Du 14, deux bouteilles décoction de sasafras. . .   5
Deux bouteilles de sa tisanne.   1
Du dit, envoyé à Plombièrre 2 livres conserve de
          roses   15   4
1 livre tablettes digestives   48
20 onces eau de recrüe de cerf   30
2/3 escorce de géroffles   20
3 onces axonge d'austruche (1)   24
Du 14, une pinte décoction de sasafras.   5
Du 15, ung clister à Mirecourt au voyage de Plom-
          bierres   2   6
Plus une pinte de sa décoction   5
Du 16, à la Neufve Verrière, deux bouteilles de
          sa décoction.   5
Du 17, ung clister laxatif composé   2   6
Deux bouteilles de sa décoction de sasafras . . .   5
Deux bouteilles de sa décoction du 18   5
Une prinse pilules d'aloës avec escorce d'anis . .   2   6
Du 19, deux bouteilles de sa décoction.   5
Du 20, deux bouteilles de sa décoction.   5
Du 21, deux bouteilles de sa décoction.   5
Du 22, deux bouteilles de sa décoction comme
          dessus   5

---

(1) Axonge d'autruche. « Convient aux parties nerveuses, ramollit la
dureté de la rate et apaise la douleur nephrétique. » (Schroder.)

Plus ung clistère laxatif composé . . . .   2 fr. 6 gr.

Du 23, deux bouteilles de sa décoction comme
    dessus   5

Du 24, deux bouteilles de sa décoction comme
    dessus   5

Plus ung clistère laxatif composé . . . .   2 . 6

Du 25, une prinse pilules d'aloës lavée.   2   6

Deux bouteilles décoction comme dessus.   5

Plus ung clistère laxatif composé   2   6

Du 26, deux bouteilles décoction comme dessus.   5

Plus une prinse pilules avec escorce d'anis . . .   2   6

Du 27, deux bouteilles décoction comme dessus.   5

Plus ung clistère laxatif composé   2   6

Plus ses épythème liquide réïtéré   8

Plus 6 onces syrop acteux (¹).   2   6

Du 28, deux bouteilles de sa décoction.   5

Du 29, deux bouteilles décoction comme dessus .   5

Plus demy once huille d'amandes doulce, à luy
    oindre la poictrine   10

Du 30, deux bouteilles décoction de sasafras . .   5

Item, pour des particuliers, du 2 juillet 1629,
    pour Cherisy, page, ung apozème apéritif, com-
    posé selon l'ordonnance de Monsieur Dansy,
    pour berses (?) à prendre deux fois le jour. . .   6

Du 15, pour un page, ung clistère laxatif composé   2

Plus 2 onces unguent de althea.   1

Plus une prinse julep cordial et réfrigérent composé   1

Pour Cendrin (²), une médecine laxative composée   4   6

Du 28, pour ledit page, une médecine laxative
    composée   4   6

Du 29, pour Mitry, page, une médecine laxative
    composée   4   6

Du dernier, deux prinses juleps cordial et réfri-
    gérent   2

---

(1) *Syrupus acetosus simplex.* Sirop de vinaigre. Ce sirop incisait la
pituite, ouvrait les obstructions et provoquait les urines.

(2) Jean Aubert, dit Cendrin, piqueur en la vénerie de Son Altesse.

Du premier aoust, deux prinses juleps. . . . .   2 fr.

Du 2, sa médecine laxative composée   4   6 gr.

Du 3, pour La Brisée (¹), ung clister laxatif com-   2
    posé. . . . .

Du 4, une médecine laxative composée.   4   6

Du 8, pour Maistre Remy (²), cuisunier, une
    prinse julep cordial.   2

Du 11, pour Mitry, ung clister laxatif composé .   2

Du 12, sa médecine laxative réïtérée   4   6

Plus deux prinses juleps cordialz et réfrigérents .   2

Du 24, pour Beauveau, page, une médecine laxa-
    tive composée.   4   6

Plus ung pot tisanne royalle   8

Plus 5 onses syrop de capillaire.   2   1

Du 25, du commandement de Monsieur de
    Belru (³), délivré au mareschal deux dragmes
    gummi gutta   6

Plus pour vitriol blanc (⁴)   3

Du 29, pour Beauveau, sa phiolle syrop réïtéré .   2   1

Encore 4 onses syrop de *berberis*.   1   8

Du premier septembre, pour Belru, page, ung
    clister laxatif composé   2

Pour Paul, valet de pied (⁵), une médecine laxative
    composée   4   6

Pour Jean de la Mothe, piqueur à la vesnerie,
    deux clistères anodins   4

Plus quatre prinses juleps cordialz et réfrigérents   4

---

(1) Demenge Mathieu, dit La Brisée, piqueur en la vénerie de Son Altesse, lequel, en un curieux placet, implore humblement le paiement de ses gages pour 1629, ayant été obligé de prendre son blé à crédit et ayant vu saisir ses meubles, faute de paiement (Archives M.-et-M., B 1490. Mandement du 22 avril 1631).

(2) Remy Mansuy, aide en cuisine de Son Altesse.

(3) Monsieur de Belrup, premier écuyer de la petite écurie de Son Altesse.

(4) Sulfate de zinc.

(5) Paul Gourier, laquais de Son Altesse.

Plus ung cataplasme anodin, composé selon l'or-
donnance de Monsieur du Menil (1), tenant
1 livre 1/2 . . . .   5 fr.
Plus 2 onses huille de mastich (2) et de coings. . .   1
Plus ung pot, tenant 5 onses, opiat cordial et
astringent, à en user   10
Du 8, pour Belru, une médecine laxative composée   4   6 gr.
Plus 6 onses succre.   1
Pour Cendrin, une médecine laxative composé .   4   6
Pour le petit Humbert (3), ung clister laxatif . .   2
Plus une fomentation intrebastés en deux sachets   6
Pour Mitry, une médecine laxative composée . .   4   6
Du 10, pour Beauveau, une médecine laxative
composée   4   6
Du 12, pour Cendrin, ung clistère laxatif com-
posé.   2
Plus ung pot tisanne royalle   8
Du 13, pour ledit, une médecine laxative com-
posée avec rheubarbe et autres   4   6
Du 14, deux pots tisanne royalle en diverses fois   1   4
Plus pour un carossié ung pot tisanne   8
Plus ung cataplasme composé ordonné par Mon-
sieur du Mesnil, tenant 1 livre 1/2   6
Du 16, ledit cataplasme réïtéré.   5
Plus 10 onses astringent, composé de plusieurs
à en user.   5

Somme tout (4) : . . . . . .   2.030 fr.   9 gr.

(1) Michel du Mesnil, chirurgien de Son Altesse, aux gages annuels de 300 francs (Archives M.-et-M., B 1467).

(2) Huile de mastic. Se préparait en faisant bouillir du mastic dans un mélange de vin généreux et d'huile rosat. « Cest huile fortifie merveilleusement le cerveau, les nerfs, l'estomach, le foye et les jointures et outre ce, ramollit toutes tumeurs dures et appaise les douleurs froides. » (Jean de Renou.)

(3) Humbert Lamothe, le jeune, valet de limiers de Son Altesse.

(4) Archives M.-et-M., B 1473, ms in-folio de 6 feuillets.

Une mention en marge du premier feuillet nous apprend que « la pluspart des drogues spécifiées en la présente partie sont de prix faict par les sieurs Warin (¹) et Roussel, maistres appoticaires demeurant à Nancy, assermentéz à cet effect au quartier de janvier, febvrier et mars 1628 ».

Par qui fut rédigé et recopié ce long mémoire, assez suggestif de la pharmacopée au dix-septième siècle? Une comparaison attentive du texte et des signatures nous permettrait de reconnaître en ce grimoire la main déliée de Claude Gaspard. Le document est tout d'abord certifié par Lefebvre d'Ancy, conseiller et médecin de Son Altesse, lequel atteste que les médicaments ci-dessus spécifiés ont été fournis et « exhibés » par les maîtres apothicaires.

Cette pièce est datée du 15 novembre 1629.

Un second certificat du 20 novembre suivant vient confirmer le premier : il est signé de Charles-Henri de Livron, seigneur de Ville, conseiller de Son Altesse et premier gentilhomme de sa chambre, et le document relate que le contrôleur Boulanger, également soussigné, a vu, réduit et arrêté les parties des susdits apothicaires à la somme de 1.800 francs, monnaie de Lorraine. Puis un mandement de Son Altesse, en date à Nancy du 14 décembre 1629, ordonne au trésorier général des Finances, Nicolas de Pullenoy, de payer et délivrer, des deniers de ses charges, ladite somme de 1.800 francs, monnaie de Lorraine, auxdits maîtres apothicaires. Il porte la signature autographe du duc Charles IV et le contreseing de Jean Voilot, son secrétaire. Le dossier se clôt par une quittance collective de Claude Gaspard et de Jean Caillet, en date du 31 décembre de la même année.

Les maîtres apothicaires furent donc réglés en moins de

____

(1) Probablement Pierre Voirin.

trois mois. La haute estime, où les élevaient leurs fonctions, leur valait ce privilège. Car les merciers, humbles artisans, devront attendre, parfois, vingt ans le règlement de leurs anciennes fournitures et toucher en cheveux blancs les « besongnes » accomplies au temps de leur jeunesse (¹).

III

Parties pour le sieur Jean Isambert, faulconnier à Son Altesse, fourny par moy Jean Frehel, appoticaire :

Doibt pour son filz, du 12 febvrier 1617, ung clister laxatif		18 gr.
Une fomentation carminatif (²), composé de plusieür drogues, mis en deux sachetz	3 fr.	6
Plus sept once *diapalma* (³) disould avec huille rosat		21
Ung digestif, composé de thérébentine, pesant 3 once	2	6
Du 14, une décoction vulnéraire, composé de plusieur drogues, clarifié et aromatizé, avec demi libvre sucre, miel rosat, canelle et autre, tenant huict libvre, à 20 gros la libvre . . .	13	4
Plus ung gargarisme, tenant 1 libvre.	2	
Du 16, sa potion vulnéraire comme desus. . . .	13	4
Cinq once sirop pectoral		20

---

(1) Hippolyte Roy, *op. cit.*, p. 59.

(2) Les carminatifs combattent les douleurs nerveuses de l'estomac ou des intestins accompagnées de flatuosités. Ce sont surtout les semences de certaines ombellifères, et, parmi les plus connues, les quatre grandes semences chaudes : anis, fenouil, cumin, carvi.

(3) Emplâtre *diapalma*, *palmeum*, *Phœnicinum* ou encore *Diachalciteis*. Ainsi nommé de la spatule de bois de palmier dont on se servait pour remuer pendant la cuisson, ou bien de la chalcite, sa base (ou à défaut le vitriol blanc). Utilisé pour toutes les plaies et contusions.

1 once sucre rosat		5 gr.
Du 18, sa décoction vulnéraire comme desus . .	13 fr.	4
Plus son clister comme desus.		18
Du 19, 4 once huille rosat.	1	
Du 20, son sirop comme desus.		20
2 libvre de sa décoction comme desus.	3	4
Du 21, ung pot mundificatif, avec mirre, aloès et autre, tenant 3 once.	4	
Plus son pot *diapalma* disould comme desus. . .		21
Plus huict libvre de sa décoction comme desus. .	13	4
Du 22, une phiol gargarisme comme desus . . .	2	
Du 25, son sirop comme desus		21
1 once sucre candit en tablette		5
Ung pot de tizanne.		3
Sa décoction vulnéraire comme desus	13	4
Plus 4 once 2 tréseau huille rosat.		14
Du 28, cinq once huille d'*iperuvy* (1)		15
Sa boteille décoction vulnéraire comme desus . .	13	4
Une boteille sirop comme desus.		20
Trois pinte de tizanne		4
Le dernier, sa décoction vulnéraire comme desus	13	4
Son pot *diapalma* disould comme desus.		21
Du 5 mars, ung pot tizane et demy once réglise		4
Une médecine, avec rubarbe, agaric, sené, *diapalma*, sirop et autre	4	
Encor sa décoction vulnéraire comme desus . .	13	4
Du 10, sa décoction vulnéraire comme desus . .	13	4
Plus du 15, sa décoction comme desus.	13	4
Du 18, sa décoction comme desus.	13	4
Plus du 20, 2 once de *diapalma* disould.		7
Du 22, son clister comme desus.		18
Sa boteille décoction comme desus.	13	4
Ung pot de tizanne		3
Ses sachetz réitérez comme desus	3	6

---

(1) Huile de millepertuis. *Hypericum perforatum*. Elle était réputée pour la guérison de toutes les plaies anciennes et récentes.

Ung clister comme desus . . . .   18 gr.
Une prinse de manne avec *diacartamy* . . . . .   3 fr.
Plus du 28, sa médecine comme desus   4
Encore sa boteille décoction vulnéraire comme
    desus   13   4

                 Somme toute . . . . . .   228 fr. 3 gr.

Certifié par Jean Mousin, conseiller et médecin ordinaire de Son Altesse, à la date du 27 mars 1618 ; réduit par le contrôleur de Girmont à la somme de 220 francs, à la date du 12 mars 1618 (¹).

IV

Parties délivrées à la chambre de Son Altesse en 1608 :

(*Extraits.*)

Le 1ᵉʳ janvier 1608, pour Monseigneur, la boitte
    pouldre à laver les mains. . . . .   3 fr.
Le 18, pour Monseigneur, 4 onces huille de
    chien (²)   4
Le 8 février, pour Monseigneur, deux bonnets .   20
2 onces suc de réglisse   2
Le 20 mars, 3 onces huile de scorpion (³). . .   4
Le 29, pour S. A., 2 sachets interbasté composé
    de plusieurs fleurs et semences pour frotter
    la teste.   6
Le 16 juin, plus 4 onces huiles de lis pour oindre
    après sa fomentation   3

---

(1) Archives M.-et-M., B 1481.

(2) L'huile de chien était propre à fortifier les nerfs, à calmer les douleurs de la sciatique et de la goutte.

(3) L'huile de scorpions était simple ou composée. Elle préservait des maladies contagieuses, les guérissant au besoin, brisait les pierres des reins et de la vessie et ouvrait les « conduits de l'urine ».

Le 25, plus un myrobolan (¹) . . . .   2 fr.
Le 30 novembre, 1 livre conserve de betoine pour
    S. A.   6
Le 15 décembre, une muscade confite   4
Le 18, pour S. A., 2 mirobolans confits. . . .   3
Le 21, une fiolle eau alumineuse . . . .   18 gr.
Juillet, le 14, délivré au sommelier 4 livres cyre
    gommé pour boucher les bouteilles eau de
    Spa (²).   6
Avril, le 9, pour Son Altesse, une fomentation
    composée de fleurs, herbes, et semences car-
    minatives, pour appliquer sur son côté (³) . .   3

------

(1) Myrobolans. Fruits de divers *Terminalia* employés autrefois comme purgatifs.

(2) Très en honneur à la cour de Lorraine, les eaux de Spa étaient amenées à Nancy par service d'estafettes pour que Son Altesse pût les consommer fraîches.

« A Claude Clément, sommelier d'eschançonnerie de feu Son Altesse, la somme de quatre cens soixante trois francs 6 gros qu'il a despensé luy et son cheval allant de Nancy à Spa, où il auroit séjourné vingt quatre journées, pendant lesquelles il a envoyé par chacun jour six bouteilles de l'eau de la fontaine de Spa que pour achat de bouteilles, sallaires des estaffettes qui les ont porté, comme pour la despence de son retour à Nancy. »

« A Christofle Jacquemin, ayde d'eschançonnerie la somme de sept cens vingt frans 10 gros pour remboursement de semblable somme qu'il a despencé tout en allant de Nancy à Longwy mettre des estaffettes sur les chemins qui ont apporté dudit Longwy au dit Nancy par chacun jour les six bouteilles d'eau de Spa envoyées du dit Spa à Longwy comme pour le sallaire et journées d'iceulx estaffettes et la despence de son retour. » Archives M.-et-M., B 1332, fol. 124 v°. Mandement du 6 septembre 1611 (Communiqué par le Dr Paul Pillement).

(3) Archives M.-et-M., B 1362 (Pillement).

V

ACCOUCHEMENT DE LA DUCHESSE MARGUERITE
LE 3 OCTOBRE 1608

Parties fournies par Laurent de Villiers, apothicaire pour le service de la maison de Madame en 1608.

(*Extraits.*)

Octobre premièrement. Ce qui a esté faict et préparé pour la couche de Madame, de l'ordonnance de Monsieur Pichart, savoir :

Ung liniment composé de plusieurs axonges, mucilages, huilles et autres, contenant 2 livres. .	8 fr.	
Item, un opiat pour faciliter le part faict selon l'ordonnance, contenant 4 onces	6	
Item, ung aultre opiat composé de conserves essence de cannelle et autres, contenant deux onces .	6	
Item, deux fiolles huille d'amande douce, contenant six onces pièces.	4	6 gr.
Item, ung liniment composé avec *spermaceti*, huille d'*ypericon* et autres, contenant six onces. . .		30
Item, deux aulnes Paris (¹) de toille cirée composée de plusieurs pouldres selon l'ordonnance. . .	12	
Item, une fomentation composée suivant la recepte	2	
Plus ung liniment pour applicquer après ladite fomentation faict selon l'ordonnance, contenant 4 onces . . . . :		15
Item, une aultre fomentation astringente faicte selon l'ordonnance	2	
Item, une pouldre pour les tranchées	4	
Item, ung cataplasme en forme d'unguent pour appliquer sur le ventre.	3	
Item, ung liniment pour appliquer sur les mamelles	3	
Item, ung pot bouchet.		18

---

(1) L'aune de Paris mesurait une longueur de 1ᵐ 188 environ ; celle de Lorraine de 0ᵐ 63 environ.

Puis viennent au jour le jour de nombreux clystères, juleps, bouchets, fomentations, épithèmes, apozèmes, consommés, et autres médicaments parmi lesquels nous relevons :

5 octobre. Plus 4 onces huille d'anet.	12 gr.
Plus 4 onces huille de rue.	12
Item, ung cunsummé distillé.	6
6 octobre. Plus ung emplastre pour l'estomach .	4 fr.
Ung frontal *somnifer* composé de plusieurs fleurs, sandals et aultres	2
Item, ung épithème cordial, composé de plusieurs pouldres et eaux cordialles, confection d'Alkermès et autres.	10
Item, demy once perles préparées et corail	4
19 octobre. Une poudre bezoardée composée des cinq fragments précieux (¹), perles, corail, unicorne, bezoar et aultres, contenant six trezeau	40
28 octobre. Plus une fomentation discutiente et remoliente.	2
29 octobre. *Item,* pour Madame, une boitte tablettes composée de *diarodon* (²), *diamargariton frigidum, triasandali* et aultres, contenant 6 onces.	6
Le penultième, une boite sucre rosat pesant dix onces.	30
Plus un liniment composé de litarge, myrrhe et aultres, contenant 4 onces	12
3 novembre. Un apozème apéritif composé selon l'ordonnance pour 3 doses.	3
Plus une libvre anis (³).	4

---

(1) Déchets, pendant leur taille, des hyacinthes, des émeraudes, des saphyrs, des grenats et de la cornaline.

(2) Trochisques de roses de Mésué. Nicolas Mirepse en donnait cinq formules. Ils servaient à la guérison des fièvres pituiteuses.

(3) Archives M.-et-M., B 1363 (Pillement).

VI

(*Extraits.*)

Le 1er décembre 1610, 3 peaux de chien (1)
lavées plusieurs fois en eau de naffe (2) et de
roses, puis engressées d'huilles suivant l'ordonnance de Monsieur Pichard (3). . . . .   18 fr.

Janvier le 8, pour Madame, la bouteille eau pour
le visage.   6
Février le 10, pour Madame, une aulne toille cyrée
blanche où y entre plusieurs ingrédiens . . .   8
Ung baulme composé de drogues aromatiques,
aloés, myrrhe, encens et plusieurs aultres pour
embaumer le corps de la deffuncte petitte princesse (4).   100

Le 25 janvier, une bouteille d'eau de roses pesant
6 onces.   1
Une autre bouteille d'eau de fraise, tenant 5 onces,
pour le mal de dents.   1
Le 6, une opiate cordial et capital composé avec
perles fines préparées, theriac, et aultres ingrédiens (5).   48

---

(1) La peau de chien calmait, paraît-il, les démangeaisons et ramollis-
sait les nerfs retirés.

(2) Eau distillée de fleurs d'oranger. « Iceulx fournissoient par chascun
matin les chambres des dames d'eau rose, d'eau de naphe et d'eau d'ange. »
Œuvres de François RABELAIS, *Gargantua.* Édition Abel Lefranc, Paris,
Champion, 1912, t. I, p. 421.

(3) Archives M.-et-M., B 1363. Mémoire de Laurent de Viliers, apothicaire de Madame (Pillement).

(4) Ce mémoire a été reproduit et annoté par M. Hippolyte Roy, dans
La Vie à la Cour de Lorraine, op. cit., p. 133-140.

(5) Archives M.-et-M., B 1381. Mémoire de Marc de Billault, apothicaire de Mme de Vaudémont (Pillement).

VII

EXTRAITS DE PARTIES FOURNIES POUR LE SERVICE DE SON ALTESSE

Décoction d'agrimoine pour son boire (1). . . . 1 fr.

6 onces eau de plantain . . . . 12 gr.
3 onces gomme arabique. 20

1 bouteille eau de naffe 10
1 once jus de réglisse 9
1 emplastre *pro stomacho* (2) 4

Bouteille eau de pirettre, tenant 2 onces, pour les
    dents 4
2 onces sirop de *papaverreas* 2
1 boîte pignolat (3), tenant 8 onces 4
1 bouteille sirop de pavot rouge, tenant 8 onces . 8

6 onces sirop absinthe pour les vers. 6
1 chopine hydromel vineux 1
1 once anis vert. 3
2 onces *rubra maior* (4) 8
1 pot tisanne avec chiendent 1
Bouteille eau de fleurs de genet, tenant 4 onces . 1

Eau d'hisoppe, 5 onces 10
2 onces *emplastrum nigrum* (5) 2

---

(1) Archives M.-et-M., B 1381. Mémoire de Marc de Billault. Certificat du 3 mai 1616.

(2) Archives M.-et-M., B 1413. Mémoires de Jean Pavé. Certificats des 7 et 10 février 1618.

(3) Pâte faite avec des pignons et du sucre fondu et généralement aromatisée à la rose.

(4) Garance. *Rubea major. Rubia tinctorum L.*

(5) L'emplâtre noir contenait de la pierre d'aimant, du plomb brûlé et de la myrrhe. Il était employé pour guérir les plaies et les ulcères.

« Une poudre capital et cœphalic composée pour
 luy faire ung bonnetz de nuict » . . . .   7 fr.

5 onces fleurs d'oranger confit   2
7 onces sirop de mûres   3
1 once *semen contra* confit(¹). . . . .   8 gr.

4 onces suc de réglisse blanc   2
1 once emplastre *oxicrocum* (²)   1   6
7 onces *diaphanicum* (³)(⁴).   7

1 once séné pour le griffon de Son Altesse . . .   10
4 onces huile aneth   12
1/2 livre emplastre de Vigo avec mercure. . . .   3
1 emplastre de *takaamaca* (⁵).   6
4 onces eau de vie (⁶).   12
2 pots hypocras (⁷).   10
1/2 once huile de muscade.   3
2 onces *perseum* capital   2
Emplastre de gomme ammoniaque, tenant
 4 onces   6

———————

(1) Archives M.-et-M., B 1416. Mémoires de Marc de Billault. Certificats des 7 mai et 20 décembre 1614, 6 mars 1619 et 3 mai 1620.

(2) L'emplâtre *oxycroceum* de Myrepse tire son nom du vinaigre dans lequel on dissout les résines, la cire et le safran qui le composent. Il agissait comme fondant.

(3) Électuaire *diaphœnix* ou confection de dattes de Mésué. Préparation purgative à base de dattes, de turbith et de scammonée.

(4) Archives M.-et-M., B 1416. Mémoire de Claude Gaspard. Certificat du 7 mai 1618.

(5) Résine tacamaque ou *tacamahaca*.

(6) Archives M.-et-M., B 1443. Mémoire de Laurent de Villiers. Certificat du 10 janvier 1614.

(7) Vin sucré parfumé avec de la cannelle, des amandes, du musc, des girofles, du macis et autres aromates encore. Il était blanc ou rosé suivant la couleur du vin employé.

1/2 once eau céleste (¹) . . . .   5 fr.
3 onces gingembre confit   3

4 onces huile de chien roux   6
1 bouteille eau de fleur de febve   3
1 once térébenthine de Venise . . . .   8 gr.
1 boite cotignac   2
2 tasses cerises confites   3
6 onces sirop pectoral   4
1 livre raisin de Damas   2
Bezoard oriental, le grain   1

3 scrupules pilules de *hyera* (²) . . -   4
7 onces sirop de jujubes   4   8
3 onces onguent disicatif . . . . - .   18
1 myrobolant confit   12
2 onces huile de tartre (³)   3

1 once apostocord (⁴)   3
2 onces huile absinthe   6
3 onces oxymel simple   9
1 once *bascilicum* (⁵) . . . .

---

(1) Eau céleste ou eau-de-vie de Mathiolus : composée de bois, fleurs, feuilles, racines et semences macérés ensemble dans l'eau-de-vie, puis distillés, enfin aromatisés par infusion de musc, santal et ambre gris. Utilisée comme cardiaque.

(2) Pilules composées d'aloès, de mastic, de safran. Elles étaient laxatives et emménagogues.

(3) Archives M.-et-M., B 1444. Mémoires de Jean Pavé. Certificats des 15 avril 1620, 15 mars 1622 et 25 juin 1624.

(4) Onguent des apôtres; ainsi appelé parce que composé de douze drogues. Était employé au traitement des ulcères rebelles.

On donnait souvent cet onguent en chef-d'œuvre aux apprentis voulant passer maîtres apothicaires, à cause de la difficulté de l'amener à la consistance voulue.

(5) Onguent suppuratif basilic ou royal appelé aussi *tetrapharmacum*, parce que composé de quatre ingrédients simples : la poix noire, la colophane, la cire jaune et l'huile d'olives.

1 once pompholix([1]). . . . .   3 gr.

1 dragme camphre.   6

Bouteille vin de *Berberis*.   18
Chopine eau de chicorée   8
2 grains d'ambre gris([2]). . . . .   2 fr.

1/2 once huile d'amandes douces   4
1 once 1/2 huile de camomille   6
1 scrupule confection hyacinthe.   1   6
2 onces *popoléum*.   1
1/2 once emplastre *oxicrocum*.   9
1 once eau de scabieuse   2
1 once diapalme   4
1/2 once emplastre de melilot   6
1/2 once   »   *ceroneum* ([3]).   9

1/2 once *diacarthamy*.   9
2 onces conserve de bétoine   10
4 onces tablettes béchiques   20
3 onces huile aspic.   1   6
4 onces cannelle.   20
1 livre cassonade.   1   3
2 onces 1/2 emplastre de sulphure.   2   3
2 onces opiat contre la peste, dite opiate de moine   4
4 onces sirop de pavots rouges.   20
2 dragmes crême de tartre.   1
1 once 1/2 miel rosat.   6
1 once 1/2 argent vif   9
5 onces sirop de *berbèris*.   2   1
4 onces suc de *berbèris*   1

----

(1) Oxyde de zinc.

(2) Archives M.-et-M., B 1469. Mémoires de Jean Pavé. Certificats
des 6 décembre 1601 et 9 décembre 1605.

(3) Emplâtre *ceroneum* de Nicolas de Salerne; tire son nom de la cire
qui en est la base. « Il amollit la dureté de la ratte et est convenable à
l'hydropisie et maladies froides de la matrice. » (Bauderon.)

1 livre huile d'œufs	1 fr.	
4 onces oxycrat(¹)		8 gr.
2 onces fenouil vert.		5
2 onces 1/2 huile de renards(²)		10
1 chopine vin d'absinthe.		4
2 onces 1/2 onguent de *althéa*.	1	3
2 onces manne.	2	
1 once 1/2 tabach.	2	3
1 scrupule 1/2 cantharide.		4
1 once emplastre de bétoine		6
1 once huile de castor(³).		10

4 onces poudre à tisanne royale.	2	8
1/2 once conserve de chicorée.		2 4 d.
1/2 » » » roses.		2 4
6 onces tablettes pectorales.	3	
7 onces sirop de Bizance.	4	8
1 livre miel mercurial	4	
10 onces *catholicum*.	10	

1 pinte tisanne royale.		3
1 livre pruneaux		10
1 once huile de cappes(⁴)		6
4 onces anis confit	1	

---

(1) Mélange de vinaigre et d'eau.

(2) L'huile de renard était jugée très efficace contre la goutte et le rhumatisme.

Bauderon présente cette huile comme étant la préparation type des huiles à base d'animaux. Voici le *modus faciendi* : « Prenez un renard de moyen âge, gras et repait tels qu'ils sont au mois de septembre et octobre, ayant été nourris et engraissez de raisins » ; puis l'écorchez, le nettoyez, le coupez en petits morceaux et le cuisez dans la saumure avec aneth, hysope ou thym. Ceci fait, passez et ajoutez à la colature l'huile et cuisez le tout jusqu'à évaporation complète de l'eau.

On se servait de la même formule pour préparer l'huile de chiens, de chats, de lézards et autres animaux.

(3) Utilisée pour les affections des oreilles.

(4) Huile de câpres, « souveraine aux maladies de la ratte » (J. de Renou).

4 onces amendes		3 gr.
4 onces gingembre confit.	2 fr.	
Pour un chien 1/2 once *œgiptiacum* ([1]).		3
1/2 noix muscades confites	3	
1 once 2 dragmes axonge humain	2	
1 once 1/2 huile de lis		4
8 onces eau de chicorée.	1	
1 once *album rhasis* ([2])		3
16 onces huile carminative	5	4
1 once enulatum *cum mercurio* ([3]).		6
1/2 once emplastre *divinum* Paracelsi		6
5 onces emplastre *contra rupturam* ([4]).	6	
1 once coriendre préparée		3
2 onces sirop de grenades	1	
4 onces sucre rosat avec coloquinte	5	
5 onces eau de courge distillée au bain marie . .	4	
4 onces collyre composé pour les yeux.	2	
6 onces sirop de pied de chat	2	6
2 onces *nutritum* ([5])		6

---

(1) Onguent œgyptiac de Mésué. Ainsi appelé à cause de sa couleur basanée rappelant celle des Égyptiens. Mélange de vinaigre, de miel et de verdet. Sert encore aux traitements des vieux ulcères.

(2) *Album rhasis,* carbonate de plomb, céruse.

(3) Cet onguent, à base d'aulnée, de vinaigre et de mercure, servait à traiter les affections de la peau.

(4) Emplâtre *contra rupturam* ou *ad herniam* de Nicolaus Præpositus; contient entre autre chose du sang humain, de la peau de bélier, des vers de terre et du gui de chêne. Était utilisé au traitement des hernies. A défaut de sang humain, on pouvait employer le sang de pourceau, « facile à recouvrer et qui a semblable vertu ».

(5) Également appelé *tripharmacum,* parce que composé de trois produits : vinaigre, huile rosat et litharge. On le nommait aussi onguent cru, parce que préparé sans feu, par digestion et agitation. « Cest onguent a la vertu de reprimer et dessecher ; outre plus, il incarne les ulcères caves et profonds, et leur procure bien tost une bonne et louable cicatrice. » (J. de Renou.)

6 onces sirop de pas d'âne.	2 fr.	6 gr.
4 onces sirop de violat simple	2	
6 onces sirop de *nymphea* (1).	2	6
1 once suc de réglisse de Mirecourt.	2	
1/2 once sel de Saturne.	3	
2 onces sirop Juiubin		10
6 onces sirop de capillaire.	2	6
6 onces sirop de *pede cathi* (2)	2	6
2 onces *rebeca* (3)		10
5 onces sirop de tussilage.	2	1
1 livre écorce de citron	6	
4 onces écorce de citron.	1	6
2 onces sirop limon	1	
2 onces sirop de *Capilli Veneris*		10
8 onces sucre rosat	3	4
4 onces sucre rosat en tablettes.	1	8
2 onces sirop Violat violet.	1	6
3 onces sirop magistral « en forme de médecine »	6	
2 onces miel rosat laxatif		6
1 livre sucre rosat en poudre	5	4
1 livre sucre en poudre.	2	
Céruse 1/2 once.		3
1 livre conserve citron	7	
1 once conserve roses sèches.		6
4 onces *nutritum* pour un carossier	1	6
1 once diapalme.		4
7 onces oxyrodin (4)	2	6
1 once huile rosat.		4
4 onces sirop pavost.	1	5

---

(1) Sirop de nénuphar. « Le sirop de nymphée est grandement refrigératif, arreste et estouffe les imaginations veneriennes de ceux qui dorment, supprime la fluxion immodérée de la semence. » (J. de Renou.)

(2) Pied-de-chat. *Antennaria dioica* L.

(3) Confection de *Rebecha*. Son nom vient des plantes béchiques qui la composent. Elle était utilisée contre les maladies des bronches.

(4) Oxyrrhodin, mélange d'huile de rose et de vinaigre.

4 onces eau de chardon bénit . . . .   5 gr.
4 onces sirop de pommes simples . . . .   1 fr.   5
2 onces sucre candi blanc   5
Pain sucre de réglisse noir (¹)   4

Vescicatoire à appliquer derrière l'oreille de
    Madame (²)   10

2° PARFUMERIE

Les apothicaires, nous le savons, sont encore des parfumeurs, distillant les fines essences et pourvoyant la « toilette » de nos princesses. Ouvrons, pour nous en rendre compte, un mémoire de fournitures délivrées, en 1626, à la chambre de Madame. Il s'y glisse de temps à autres quelques douces confitures : la coquetterie n'exclut pas la gourmandise.

Parties de la chambre de Madame, du quartier de janvier, février et mars 1626, fournies par Jean Pavé, appoticaire de madite Dame.

Le 12ᵉ janvier 1626, pour Madame, la boiste
    paste à laver les mains . . . .   8 fr.
Item, une boiste pouldre d'iris   3
Délivré aux fames de chambre 7 livres et demy
    amydon de Flandre   7   6 gr.
Item, 3 onses azeur (³) et 1 livre savon   4   6
Le 29ᵉ, la boiste paste comme dessus   8
Délivré à la lavendière (⁴) 15 livres savon pour le
    présent quartier, tant pour le service de ma-
    dite dame que madame la princesse   22
Le 30ᵉ, pour Madame, 2 onses huille rosat . . .   8

---

(1) Archives M.-et-M., B 1481. Mémoires de Gaspard et Caillet. Certificats des 6 octobre 1625, 6 janvier, 16 janvier, 12 juillet 1626, 7 octobre, 19 octobre 1627, 6 avril, 25 juillet 1629 et 24 février 1631.

(2) Archives M.-et-M., B 1482. Mémoire de Jean Pavé. Certificat du 24 septembre 1630.

(3) Le bleu des blanchisseuses.

(4) Barbe La Brune, lavandière de Madame.

Pour Madame la gouvernente (¹), 4 onses pouldre

d'iris . . . .   2 fr.

Le 10ᵉ février, pour Madame, la boiste paste . .   8

Item, une boiste pouldre d'iris   3

Le 24ᵉ, la boiste paste   8

Item, une boiste pouldre d'iris   3

Le 13ᵉ mars, pour Madame, 3 tasses confitures .   4   6 gr.

Item, la boiste paste   8

Pour Madame la gouvernente, 4 onses pouldre

d'iris   3

Le 17ᵉ, pour Madame, 3 tasses confitures. . . .   4   6

Le 23ᵉ, 1 livre escorce de citron.   6

Pour Madame la gouvernente, 4 onses pouldre

d'iris   2

Item, pour Jean Nicolle, valet de pied, 6 onses

syrop de jujubes, par comandement de Ma-

dame.   3

Le 27ᵉ, pour Madame, la boiste paste.   8

Item, une boiste pouldre d'iris   3

Le 29ᵉ mars, pour le susdit valet de pied, 6 onses

syrop de jujubes   3

Item, 6 potz tisanne à diverses foies   2

Somme (²) . . . .   124 fr. 8 gr.

Le présent mémoire est certifié par François Fournier, soussigné, à la date du 15 juin 1627; puis par Chrétienne de Marcossey, dame de Haraucourt, dame d'honneur de Madame, à la date du 17 septembre 1627.

Le compte est réduit et arrêté par le contrôleur Signac à la somme de 109 francs 1 gros, monnaie de Lorraine. Suivent sept autres parties du même pour la même, certifiées des 11 juin et 15 juin 1627 par François Fournier, médecin

______

(1) Louise de Cherisy, dame de Belrup, attachée à la personne de la princesse Claude de Lorraine, sœur de Madame.

(2) Archives M.-et-M., B 1472, ms in-folio de 1 feuillet.

conseiller de Son Altesse, ou par Remy Pichard, médecin de Madame. Le mandement collectif, daté du 25 janvier 1627, porte sur une somme de 1.079 francs 4 gros 12 deniers, représentant le prix des drogues, médicaments et autres produits pharmaceutiques, délivrés pour 1626 à la chambre de Madame.

La quittance de Jean Pavé est du 15 mars 1629. Le mandement, on a pu le remarquer, est antérieur pour la date aux certificats sur lesquels il repose. La date de ceux-ci a été rajoutée ultérieurement avec une encre différente.

3° CONFISERIE

Les apothicaires, comme on a pu le voir précédemment, sont aussi des confiseurs : voici le tableau des confitures et « seucrades » fournies par Claude Gaspard, pour la collation donnée, en 1615, à l'occasion du baptême de Marguerite de Lorraine, fille de Mgr de Vaudémont, celle qui devait épouser, en 1632, Gaston d'Orléans, frère de Louis XIII :

8 boîtes grosses poires, dites d'ambre, pesant 10 l. 3/4.
11 boîtes gros abricots confits, pesant 11 l. 3/4.
12 boîtes ramages de Gênes, 10 l. 2 onces.
7 boîtes gorge d'ange, pesant 8 l. 15 onces.
5 boîtes pâte de framboises, 5 l. 2 onces.
6 boîtes carabassas, 6 l. 12 onces.
8 boîtes prunes de Gênes grosses, 8 l. 12 onces.
5 boîtes pâte de cerise, 5 l.
7 boîtes pêches de Gênes, 6 l. 8 onces.
8 boîtes pâtes d'abricots, 6 l. 3 onces.
7 boîtes écorces d'orange, 7 l. 13 onces.
12 boîtes amandes vertes, 12 l. 8 onces.
6 boîtes poires de vin, 5 l. 15 onces.
7 boîtes poires de Gênes, 8 l.
5 boîtes pâte de groseilles blanches, 5 l. 2 onces.
5 boîtes pâte de fraises, 5 l. 1 once.

8 boîtes prunes d'Espagne, 8 l. 2 onces.
8 boîtes cerises grosses sèches, 5 l. 14 onces.
6 boîtes poires muscatelles en flocques, 5 l.
6 boîtes groseilles vertes sèches, 4 l. 8 onces.
4 boîtes fleurs d'oranger sèches, 3 l. 8 onces.
20 boîtes dragées assorties, 11 l. 8 onces.
40 tasses confitures liquides assorties, savoir : gros abricots, mira-belles, cerises, fraises et autres.
3 grandes tartes de massepains avec dragées menues musquées, pesant 3 l. pièce.
15 figures d'hommes, femmes, animaux, grosses, moyennes ou petites, peintes au naturel et dorées avec leur piédestal peint, lesquelles figures étaient de sucre, pesant en tout 103 l. 1/2.

Le tout au prix réduit et arrêté de 1.600 francs [le mémoire était facturé 1.984 francs 10 gros 8 deniers (1)].

Ces dragées dont nous venons de relever la mention se fabriquaient communément à Verdun, cité toujours renommée pour cette industrie.

Son nom figurera sur de nombreux mémoires, comme on peut le constater par les pièces suivantes :

Achat de 13 livres de dragées tant anis que fenouil à Monsieur Jacques François, apothicaire de Verdun pour nostre service, 3 francs la livre : 39 francs.

De par le marquis de Hattonchastel, comte de Vaudémont et de Salm, etc.

Il sera payé au sieur Jacques François, appoticaire de ceste ville de Verdun, la somme de 26 francs, monnoye du pays, pour dix livres de dragées coloriées et musquées qu'il nous auroit vendues.

A maîstre Jacques François, appoticaire, demeurant à Verdun, la somme de cent huict frans que ledit trésorier luy a payé pour trente six livres de dragées et huict livres de bougie que Mgr a fait achepter de luy pour son service.

---

(1) Archives M.-et-M., B 1381. Mémoire de Claude Gaspard. Certificat du 20 novembre 1615.

Achepté du sieur Jacques François, maistre appoticaire de ceste ville (Verdun), la quantité de quarante deux livres de dragées assorties en soixantes et dix huict boittes et en faict le pris à cent cinq frans lorrains qu'est à raison de trente gros la livre.

Une boitte raysins de Damas.
Une boitte amandes.
Une boitte abricoty.
Une boitte poires confittes de bon chrestiens.
   Et à la suite
Une boitte grosse dragée musquée de Verdun pesant 6 livres ([1]).

Le 14ᵉ de febvrier 1614, délivré pour le service de Son Altesse pour sa valentine dix huict boittes de dragées assorties de chacune quinze onces pièce, faisant dix sept livres six onces, à raison de 3 francs la livre. . . . .   52 fr.

14 boittes confitures sèches, pesant 12 onces pièce,
   à raison de 3 f. la livre, que son dix livres et
   demy.   31   6 gr.

8 boittes de cotignac à dix gros pièce.   6   8

4 grandes boittes gellée à 2 f. pièce   8

15 tasses confitures liquides   15

3 pots et demy hypocras en 6 bouteilles   10   6

Le tout cy dessus pour deux bassins.

Le 15 et le 16 du mois délivré encore autant de confitures que dessus pour faire deux bassins avec 2 pots et demy hypocras en 4 bouteilles.   11   8

Somme toute ([2]). . . . .   244 fr.   4 gr.

A Laurent de Villier, appoticaire de Son Altesse, la somme de mil francs, pour confitures qu'il a fourny à la collation, que Madame a faict aux bourgeoises de Nancy, pendant ses couches de l'année 1608 ([3]).

----

(1) Archives M.-et-M., B 1324. Mandement du 2 avril 1609; B 1383 (1614) (Pillement); B 1408, fol. 70, v° (1619); B 1409. Certificat du 4 février 1618; B 1416. Mémoire de Marc de Billault. Certificat du 10 mai 1614.

(2) Archives M.-et-M., B 1362. Mémoire de Jean Pavé (Pillement).

(3) Archives M.-et-M., B 1326, fol. 128. — Hippolyte Roy, *op. cit.*, p. 133 note 2.

UN DISPENSAIRE SOUS LE DUC CHARLES IV

TAXA

Seu Pretium
Medicamentorum Pharma
copeorum Civitatis
Nanceianæ.

A Nancy
Par CHARLES CHARLOT, Et NICOLAS CHARLOT
Imprimeurs du Roy demeurants devant la Primatiale
A l'Image Nostre-Dame 1683.

		Fr.	Gr.	Bla.
Syrupi.				
De absinthio	L'once		8	
De althea Fernelij (¹)	—	I		
De arthemisia	—	I	6	
Berberis	—		6	
Capillorum Veneris	—		6	
Cerasorum	—		6	
De cichorio simplici	—		8	
De cichorio cum rheo	—	I	2	
Corallorum	—	2	6	
De corticibus citri	—	I		
Cydoniorum	—		6	
Diacodij	—	I	6	
Emeticus	—	I		
Florum persicorum	—		9	
Jujubinus	—		9	
Limonum	—		9	
Martis	—	2		
Mororum	—		6	
Nympheæ	—		8	
Papaveris rheados	—		6	
De pomis simp	—		6	

(1) Sirop de guimauve de Jean Fernel.

		Fr.	Gr.	Bla.
De pomis regis saboris	L'once	I	2	
De rhamno catharctico.	—	I		
Ribesiorum	—		6	
Rosatus solutivus	—		9	
De rosis siccis	—		10	
De simphyto.	—		10	
Tussilaginis	—		6	
Violatus solutivus	—		10	
Violarum	—		9	

Mellitæ.

COMPOSITIONES

		Fr.	Gr.	Bla.
Nympheæ	L'once		4	
Mercurialis.	—		3	
Oximel simplex.	—		4	
Parietariæ.	—			
Rosarum rubrarum pro chrifte (¹)	—		3	
Rosarum rubrarum clarificatum	—		4	
Violatus.	—		3	

Conservæ.

		Fr.	Gr.	Bla.
Bethonicæ.	L'once		8	
Borraginis	—		6	
Buglossi.	—		6	
Calendulæ.	—		6	
Salujæ.	—		7	
Primulæ veris	—		6	
Rosarum rubrarum	—		8	
Violarum	—		8	

Electuaria.

		Fr.	Gr.	Bla.
Benedictæ laxativæ (²)	L'once	I	6	
Cassia extracta	—	I	6	
Catholici simplex	—		6	

---

(1) Vraisemblablement *pro clistere.*

(2) Électuaire *benedicta laxativa* de Nicolas de Salerne à base de turbith.

	Fr.	Gr.	Bla.
Dia catholici . . . . L'once	1		
Diapruni simplex . . . . —		10	
Diapruni compositi . . . . —	1	2	
Deaphænici . . . . —	1	4	
Lenitivi (1) . . . . —	1	2	

IN FORMA SOLIDA

	Fr.	Gr.	Bla.
Diacarthami . . . . L'once	1	4	
De citro. . . . . —	1	2	
Sacchari rosati in pulverem redacti . . . . . —		4	
Sacchari rosati in tabellas redacti. . . . . . —		3	
Conserva rosarum solida . . . . —		8	

Confectiones.

	Fr.	Gr.	Bla.
Alkermes completa . . . . L'once	8		
Hamec . . . . —	1	6	
De hyacintho sine odoratis . . . . —	2	6	
De hyacintho cum odoratis . . . . —	3	6	
De hyera simplici . . . . —	1		
Mitridatij (2) . . . . Dragme	3		
Theriacæ . . . . —	2	6	

Pilulæ.

	Fr.	Gr.	Bla.
Aggregativæ (3) . . . . Dragme	1	6	
De agarico. . . . . —	1		
Angelicæ . . . . —	1		

---

(1) Électuaire lénitif, à base de séné, polypode, pulpe de tamarin. Laxatif.

(2) Mitridate. Électuaire de Mithridate. Variété de thériaque. Son inventeur fut, paraît-il, Mithridate, roi de Pont et de Bithynie, qui, craignant d'être empoisonné, avait composé cet antidote.

(3) Pilules agrégatives ainsi appelées parce qu'elles sont « agrégées, ornées et accumulées de plusieurs belles qualités ». Elles avaient des propriétés purgatives.

		Fr.	Gr.	Bla.
Histericæ (¹), dosis.	—	I		
De hyera cum agarico	—	I	2	
De hyera simplici.	—	I		
Cocciæ	—	I	2	
Sine quibus (²)	—	I		

Extracta.

		Fr.	Gr.	Bla.
Absinthij.	Dragme		6	
Agrimoniæ.	—		6	
Centaurij minoris.	—	I		
Cichorij.	—		6	
Chelidonij.	—		6	
Fumariæ.	—		6	
Laudani.	Granum		6	
Martis.	Dragme	I		
Polipodij.	—		8	
Rhabarbari.	—	3	6	
Sennæ	—	I	6	

Magisterii.

		Fr.	Gr.	Bla.
Jalapij Anna	Dragme		I	
Scammonij.	—		I	
Diagrydium (³)	—	I		

Trochisci.

		Fr.	Gr.	Bla.
De absinthio	Dragme	I		
De agarico.	—		6	
Albi rhasis.	—		8	

---

(1) *Pilulæ histericæ,* pilules emménagogues contenant de la rue, de l'armoise, de l'aloés, du camphre et du *castoreum.*

(2) *Pilulæ sine quibus esse nolo,* ainsi nommées « pource qu'un père de famille ne doit pas estre sans icelles pour leurs grandes et rares vertus à purger avec choix les trois humeurs » (Bauderon). Elles contenaient de l'aloés, de la scammonée, de la rhubarbe, les cinq genres de myrobolan, du mastic, de la cuscute, de l'absinthe, etc.

(3) Magistère *diagrydium,* scammonée préparée.

	Dragme	Fr.	Gr.	Bla.
Alhandal (1)	Dragme	I		
Caphuræ (2)	—		8	
Gordonij (3)	—	I		
Myrrhæ.	—	I		
Rhabarbari.	—	I		

Pulveres.

		Fr.	Gr.	Bla.
De gemmis	Dragme	4		
Diaireos.	—		6	
Dia margaritj frigidi sine odoratis.	—	I	6	
Dia margaritj frigidi cum odoratis	—	2		
Diar rhodonis sine odoratis	—	I	4	
Diar rhodonis cum odoratis.	—	I	9	
Diatragaganthi frigidi	—		8	
Diatria santali	—	I		
Cornachini.	—	I		
Guttetæ.	—	2		
De hiera Galeni.	—		6	
Liquiritiæ	—		3	
Trium santalorum.	—		6	

Olea.

		Fr.	Gr.	Bla.
Absinthij	L'once		6	
Amigdalarum amararum	—	I	2	
Amigdalarum dulcium	—		10	
Anethi	—		6	
Canum	—		8	
Chamomillæ	—		4	2
De capparibus	—		10	

---

(1) Trochisques d'alhandal, trochisques de coloquinthe. Alhandal est le nom arabe de la coloquinthe, purgatif puissant.

(2) Trochisques de camphre.

(3) Trochisques inventés par Gordon. Bauderon donne leur formule assez compliquée. Ils contenaient « des apperitifs, des detersifs, des agglutinatifs, des dessicatifs et d'autres encore »; le tout servant à traiter les ulcères des reins intérieurement et extérieurement.

	Fr.	Gr.	Bla.
Cydoniorum . . . . L'once		6	
Hyperici . . . . —		8	
Liliorum . . . . —		4	2
Lini . . . . —		4	2
Lumbricorum . . . . —		8	
Mastiches . . . . —		10	
Nucum . . . . —		8	
Nympheæ . . . . —		6	
Primulæ veris . . . . —		6	
Rosatum . . . . —		4	2
Rutæ . . . . —		6	
Verbasci . . . . —		6	
Violacej . . . . —		4	2
Vulpini . . . . —		10	

Unguenta.

	Fr.	Gr.	Bla.
Albi rhasis . . . . L'once		6	
Altheæ . . . . —		8	
Apostolorum . . . . —	I		
Basilicon . . . . —		4	2
Ceratum santalinum . . . . —	I		
Desiccativuj rubrj . . . . —		8	
Egiptiæcum . . . . —		4	2
Enulati simplicis . . . . —		6	
Martiatum . . . . —	I	3	
Mundificativum de apio . . . . . —		8	
Pompholigos . . . . —		9	
Populeum . . . . —		6	
Neapolitanum . . . . —		4	2
Nutritum . . . . —		4	2
Balsamum saturni . . . . —		8	
Rosarum . . . . —		6	

Emplastra.

	Fr.	Gr.	Bla.
De bethonica . . . . L'once		6	
De cerusa . . . . —		6	
Ceroneum . . . . —	I		
De cicuta . . . . —	I	6	

		Fr.	Gr.	Bla.
Contra rupturam	L'once	2		
De vigo simplex	—	1		
De vigo cum mercurio.	—	1	6	
Divinum	—	1		
De linamento (1)	—	1	6	
Pro matrice	—	2	6	
De meliloto	—	1		
De mucaginibus (2)	—		8	
Nigrum	—		6	
Diachyllum simplex	—		4	2
Diachyllum ireatum	—		6	
Diachyllum magnum	—		10	
Diachyllum magnum gummatum	—	1		
Oxicroceum	—	1		
Palmeum	—		3	
Pro fracturis (3)	—	1		
Pro sthomacho	—	1		
De sulphure	—		8	

Aquæ distillatæ.

		Fr.	Gr.	Bla.
Absinthij	L'once		2	
Acetosæ	—		1	2
Agrimoniæ	—		1	2
Arthemisiæ	—		1	2
Bethonicæ	—		2	
Borraginis	—		1	2
Buglossi	—		1	2

(1) L'auteur de cet emplâtre était Nicolas Rambaud, chirurgien à Fontenay-le-Comte. Charpie, huile, céruse, cire cuites ensemble longtemps, avec addition de quelque encens, en composaient la formule.

(2) Emplâtre mucilagineux exigeant comme bases la racine de guimauve, la semence de lin, le fenugrec et la figue.

(3) Emplâtre de Jean de Vigo, pour les fractures et luxations des os. A base d'astringents, de térébenthine et de graisse de bouc, « il fortifie les parties par son adstriction et empêche les fluxions sur lesdites parties » (Bauderon).

	Fr.	Gr.	Bla.
Cardui benedicti . . . . L'once		2	
Camomillæ. . . . . —		1	2
Endiviæ. . . . . —		1	2
Chelidonij. . . . . —		1	2
Chichorij . . . . —		1	2
Cinnamomi . . . . —	2		
Corniculorum cervi. . . . . —	3		
Corticis citri . . . . —	1		
Euphraziæ. . . . . —		2	
Fæniculi. . . . . —		1	2
Lactucæ . . . . —		1	2
Lilij convallij. . . . . —		3	
Liliorum alborum. . . . . —		3	
Melissæ . . . . —		3	
Nucum viridium . . . . —		6	
Nympheæ . . . . —		3	
Papaveris reados . . . . —		2	
Parietariæ . . . . —		3	
Portulacæ . . . . —		1	2
Plantaginis. . . . . —		1	2
Rosarum. . . . . —		1	2
Saluiæ. . . . . —		2	
Cordialis frig. herculis saxoniæ . . . . —	1	6	
Scabiosæ. . . . . —		1	2
Scordij . . . . —		6	
Scorzoneræ. . . . . —		3	
Solani. . . . . —		1	2
Spermatis ranarum([1]) . . . . —		3	
Theriacalis. . . . . —	3	6	
Ulmariœ. . . . . —		2	
Vinum emeticum ([2]). . . . . —		6	

(1) Eau distillée de semences de grenouilles. « Arrête les hémorragies, elle guérit la rougeur du visage, les démangeaisons, l'érésipèle et la gangrène. » (Schroder.)

(2) Louis XIV, tombé malade à Alais, ayant été guéri par le vin émé-

	Fr.	Gr.	Bla.
Sales.			
Absinthij . . . . Dragme	I		
Arthemisiæ. . . . . —			
Centaurij minoris. . . . . —	2	4	
Cristalli mineralis (¹). . . . . L'once		4	
Cremoris tartari. . . . . Dragme			
Fraxini . . . . —	I		
Gilla Theophrasti (²). . . . . —	I		
Policrestini . . . . —		6	
Saturni. . . . . —		6	
Tartari . . . . —		6	
Tamarisci . . . . —		6	
Tartari vitriolati . . . . —	I	6	
Fragmenta Et Allia Medicamenta Super Porfirium Preparata.			
Coralli albi . . . . Dragme		6	
Coralli rubri . . . . —		9	
Cornu cervi . . . . —		6	
Fæcula brioniæ . . . . —		3	
Margaritæ . . . . —	3		
Spodium. . . . . —		8	
Tuthia . . . . —		6	
Diaphoræticum. . . . . —		9	
Aquila Alba . . . . —	I		

tique, préparation antimoniale, ce médicament fut enfin admis par la Faculté de Paris, le 29 mars 1666. Sur 200 médecins réunis, 192 furent « d'advis de mettre le vin émétique entre les remèdes purgatifs ». Parmi les huit opposants se trouvait Gui Patin, que son ignorance rendait hostile à tous les progrès de la science. Ce fut la fin de la lutte contre l'antimoine.

(1) Le cristal minéral ou sel de prunelle, nitrate de potassium fondu avec 1/8 de soufre.

(2) Vitriol blanc purifié. *Gilla* signifie sel.

	Fr.	Gr.	Bla.

Julep.

Les Juleps composés d'Eaux distilées, Syrop rafrechissant ou Pectoral seront appretiés suivant le Taxe cy-devant.

Apozeme.

Les Apozemes, Alteratiues, composées de Racines, Herbes, Fleurs, Fruicts, Semences et Syrop rafraichissant ou pectoral clarifiées et aromatisées, la prise taxée . . . . — 1 — 6 —

Que si la Decoction desdits Apozemtes cy-dessus est rendue purgative par le moyen du Sené, Rhubarbe, Corectifs, Casse et Syrop purgatif, la prise sera taxée. — 2 — 6 —

Medicine.

La Medecine composée de Decoction Pectoral ou rafrechissante avec Sené, Cristal Mineral, Rhubarbe avec les Correctifs, Manne et Syrop purgatif . . . . . . — 3 —

Clistere.

Les Clisteres composés avec Decoction Ramoliente et Rafrechissante, Catholicum simple, Miel Violat, Cristal Mineral. . . . . — 1 — 6 —

Que si lesdits Clisteres estoient augmentés de Senné avec son Correctif Catholicum fin, Diaphœnic Lenitif fin, huile, Vin Emetique ou autre chose, ils seront augmentés de prix suivant la taxe cy-devant.

Looch.

Les Loochs composés suivant l'Ordonnance des Médecins seront apretiés par la taxe porté ci-dessus.

Potions.

Les Potions et Potus Cordiaux seront taxés suivant les Ordonnances des Médecins par la taxe ci-dessus.

Les Fomentations, Cataplasmes, Vesicatoires seront taxés suivant les ordonnances des Medecins.

Certificat des Docteurs en Médecine de Nancy.

Les soubsignés Docteurs en Médecine à Nancy certifient que les Remedes que les Maistres Apoticaires dudit lieu tiennent dans leurs Boutiques, spécifiés dans le présent Catalogue, sont appretiés à juste prix, conformément à la Sentence rendue au Bailliage dudit Nancy, le seizième Juillet mil six cents quatre vingt et trois.

Fait audit lieu le quatrième Aoust Année Susdite 1683.

J. PERRIN.	J. MOUSIN.
G. PAVÉ.	G. DU MESNIL.
THIÉBAUT.	C. LUCE.
C. BAGARD.	N. HARMANT.

Approbation de Monsieur le Procureur General du Roy. Veu le dispensaire et la taxe cy-dessus certiffiéz des Docteurs Médecins de cette Ville et faict en execution de la Sentence rendüe sur nos Conclusions en ce Bailliage le 16 juillet dernier, Nous avons jceulx receus et agréez. Et en consequence enjoinct conformement à ladite Sentence au Doyen et Corps des Appoticaires de la mesme Ville et à chacun d'jceulx de les tenir affichéz dans un lieu visible de leurs Bouticques. Dequoy Certificat nous sera apporté incessamment par ledit Doyen au bas d'un Exemplaire ou Copie desdits Dispansaire et Taxe. Faict à Nancy le 6 août 1683.

F. HUYN.

L. ALARY, *Pr. Juré.*	B. FONDREVAL, *Sec. Juré.*
F. GRILLOT.	A. PARTER.
J. SIMONNAIRE.	J. HARMANT.
F. BELLEAU.	J. SIRIEAN (1).

---

(1) Bibl. mun., de Nancy, n° 8634 du fonds lorrain.

LA PHARMACIE A L'HOPITAL SAINT-JULIEN

I

INVENTAIRE (EXTRAITS) (¹)

Évaluation faite par Bergeron, apothicaire, des drogues délivrées par feu Mouet, économe, le 13 avril 1605, en présence des gouverneurs Croissart et Demenge Collin, de l'économe Rouyer et de Thierry Vignolles, receveur :

Un quarteron de rubarbe.	3 fr.	3 gr.	
Dix onces hermodat (²)		10	3 d.
Vert de gris 2 onces.		3	
Orpiment 1 livre 4 onces		10	
Galanga 1/2 once.			
Alun 10 onces demeurés en la maison de l'hôpital			
Pierre ponce 1 livre en la maison de l'hôpital			
Mirri grossi (³) 2 onces.		4	
Antimoine 2 livres 4 onces.		9	
Mécoaquam (⁴) 2 onces		9	
Masticque 3 onces		15	
Poyvre long 3 onces		8	
Cinq boites de Cotignac demeurées en la maison			
Borax six onces (⁵)	3	9	
Graine de Paradis demy-livre.		4	2
Sasaphrac 4 onces		30	
Osquine (⁶) 5 onces.		22	2
Pollipode une livre.		6	

(1) Archives hospitalières de Saint-Julien, I E 42 (Pillement).
(2) Hermodactes, *Colchicum variegatum.*
(3) Myrrhe.
(4) Méchoacan, jalap blanc, purgatif.
(5) Maniguette, *Amomum grana paradisi.*
(6) Squine, *Smilax china.*

Vitriolle 2 livres. . . . .   6 gr.
Cel amoniac 1 livre. . . . .   3 fr. 6
Ècorce de Gagear (¹) 6 onces.   4

Les huilles cy après déclairées ont esté évaluées par les sieurs Berthemin, médecin, et Bergeron, apothicaire, demeurant à Nancy :

Une boitte de triache de Venize (²) dans une
    layette. . . . .   5 fr.
Un petit pot de verre où il y a des fleurs de
    souffre pesant une once, vallent . . . .   10 gr.
Un aultre pot de verre pèze 4 onces où il y a
    teinture de canelle vallent.   4
Une autre d'huille de genestre (³) pesant
    2 onces.   18
Deux petites boites où il y a huille de sucre.
Ung autre pot d'huille de vitriolle (⁴), d'en-
    viron 2 onces.   2
Ung autre de fleur d'antimoine   18
Ung autre d'huille de suif de cerf (⁵)   18
Ung autre d'huille de girofle   1
Ung autre où il y a huille de termentine (⁶).   4
Une autre d'essence de mercure   1
Ung autre où il y a huille de souffre   6
Une autre d'huille de muscade   2
Une autre d'huille d'anis.   3

---

(1) Gayac.

(2) Thériaque de Venise.

(3) Huile de baies de genièvre « propre pour le soulagement et guérison des maladies du cuir » (J. de Renou).

(4) Huile de vitriol, acide sulfurique.

(5) « Le suif de cerf est le plus émollient de tous, il guérit les playes, les engelures et calme les douleurs. » (Schroder.)

(6) Huile de térébenthine. Obtenue par la distillation de la térébenthine. Utilisée pour la guérison des affections des voies respiratoires et de nombreuses autres maladies. On l'employait également « pour bien et deuëment esteindre l'argent vif destiné à la composition des onguents véroliques » (J. de Renou).

II

MÉMOIRE DES DROGUES ET MÉDICAMENTS FOURNIS
PAR JEAN SIREJEAN (¹)

Extraits.

Le 6 juillet 1639, une médecine corroborative composée avec rhubarbe en infusion et en substance, myrobolan citrin, *catholicum,* syrop rosat, le tout infusé et dissoult en eau de cichorée et plantain. . . . . . .   2 fr. 6 gr.

Du 24 juillet 2 onces onguent rosat   10

Du 23 août, pour le dortoir des hommes, 10 onces de suppuratif.   1   3

Du 10 septembre, pour une femme, une boite de tablettes hépatiques et hydragogues, composées avec diatriasantal, rhubarbe, sucre dissoults en eau de chicorée; les dites tablettes contenant 5 onces   5

Du 19 septembre, un cataplasme rémollient composé avec les farines de lin et fœnu-grec, pouldre de chamomille, et melilot, huylle de lys et chamomille et contenant 2 livres   3

Du 29 septembre, un clystère laxatif composé avec *catholicum,* diaphœnix, confection de hière, miel mercurial, huylle de lys et chamomille en la décoction rémolliente et carminative   1   6

Pour une femme, une boite de pilules laxatives et désopilatives contenant 54 pour 14 prises.   4   6

Du 13 décembre, 2 onces *semen contra* contre les vers pour en prendre à leur nécessité.   2

Du 18 mars, un clystère laxatif et réfrigérant.   1

Du 18 mars, une prise pilules gourmandes, aggregatives et aloès rosat.   4

---

(1) Archives hospitalières de Saint-Julien, I E **122** (Pillement).

Le 1/3 d'une grosse noix muscade confite. .   1 fr.   6 gr.

Le 1ᵉʳ septembre 1640, pour la petite Haly
un liniment composé avec huille de muscade, de mastich et d'absinthe pour lui
oindre la région de l'estomach.   1   6

Le 30 janvier 1641, 2 onces *populeum* lavé
en eau de plantain   8

Le 6 mars, un apozème céphalique et laxatif
composé avec séné, agaric et hierre correctif, polypode, *sem. carthani,* miel rosat
laxatif et la décoction altérative composée
avec guy de chesne, les rameaux, feuilles,
fruits, semences céphaliques, le dit apo-
zème pour 6 prises.   9

Le 15 août, pour dame Anne la possédée, une
prise de julep somnifère composé avec
pilule de cynoglosce, syrop de pavot, eau
de laitue et nénuphar.   1   6

Extrait d'ellebor avec syrop violet laxatif,
dissoult en petit lait pour une prise. . .   1   6

Le 5 septembre, 3 pilules de hièra avec castor pour en prendre une avant chaque
prise de ptisanne (laxative)   3

Le 11 novembre 1644, un pain suc de réglisse
façon de Mirecourt   6

Le 1ᵉʳ mars, pour une femme qui a eu la
jambe rompue 3 onces de *pro fracturis.* .   2

Le 30 avril, un collyre contenant 4 onces
composé trochisque, *albi rhasis* (¹), tuthie
préparé (²), sucre candy et l'eau de roses
et plantain   1   4

Le 1ᵉʳ mars 1647, un grand emplastre com-

---

(1) Trochisques de carbonate de plomb, utilisés pour les maladies des
yeux.

(2) Oxyde de zinc impur, recueilli dans les cheminées après la calcination des minerais de zinc. Il est encore employé dans les maladies
des yeux.

posé avec takamar, caraigne, et *pro matrice* (¹), étendu sur du cuir pour appliquer sur la région de la matrice . . . .   2 fr.   6 gr.
Du 5 mars, pour des petits enfants, vif argent et fleurs de soulphre   6
Du 21 juillet, pour des petits enfants, pour 6 gros, rasure d'ivoire et corne de cerf pour cuire dans leur ptisanne   6
Pour l'enfant de Machéville (²) mordu d'un loup enragé (³) diapalme dissoult (⁴). . .   1   3

ACHATS EFFECTUÉS A LA FOIRE DE SAINT-NICOLAS-DE-PORT

Mandement ordonnant de délivrer :

A Pierre Pennisbereck, marchand d'Amsterdam, la somme de six vingt quinze frans, pour 3 livres de Baulme des Indes qu'avons faict achepter de luy, à raison de dix écus pistolets de 4 fr. 6 gr. pièce la libvre (⁵);

Jacques Minille, droguiste demeurant à Basle, la somme de 99 frans, pour une pierre de Bejoar orientale qu'il a vendu a Son

---

(1) Emplâtre *pro matrice* de Nicolaus Præpositus. « Est excellent contre la descente, mouvement erratique et suffocation de la matrice et, outre ce, il est fort bon à plusieurs autres maladies qui luy arrivent ordinairement. » (J. de Renou.) Il contenait : cannelle, girofles, bistorte, aloès, santal citrin, berberis, mastic, encens, styrax rouge, calamite, musc, *ladanum,* térébenthine, poix, cire et autres produits encore.

(2) Maxéville, près Nancy.

(3) Le remède classique de la rage consistait à envoyer le malade à la mer, où il devait être plongé neuf jours au plus après l'accident. Gui Patin, cet ennemi juré des apothicaires, avec sa prétention de guérir toutes les maladies avec du sirop de roses pâles, réservait un remède définitif aux malheureux atteints de la rage. Il écrivait sur une de ses lettres en date du 1ᵉʳ février 1657 : « Il faut les estouffer dans leur lit à force de couverture ou bien on leur fait avaler une pilule de six grains d'opium tout pur afin qu'il n'en soit plus parlé. »

(4) Onguent diapalme dissous dans huile rosat (1/4 du poids).

(5) Archives M.-et-M., B 1311 (1608) (Pillement).

Altesse à la foire de Saint-Nicolas en ceste année, de prix faict par la dite Altesse par mandement du 26 juin 1609 (¹);

A Jacques Minille, droguiste demeurant à Basle, la somme de 250 frans pour les pierres de Bisouart oriental que Son Altesse a achepté de luy et de prix faict par Elle à la dite somme (Mandement du 26 juin 1612);

A Pierre Rocher et Philippe Dienast, marchants de Basle, la somme de 40 frans pour une pierre de Beczuart que Son Altesse a faict prendre et a achepter d'eulx à la foire de Saint-Nicolas à Noël de ceste année (Mandement du 4 janvier 1613);

Au dit Jacques Minille, la somme de 200 frans pour pierres de Bezuart que Son Altesse a aussy faict achepter de luy à la dite foire de Saint-Nicolas de l'année présente (Mandement du 4 janvier 1613)(²).

Achat par le duc à la foire de Saint-Nicolas en 1616 d'un vase « faict en ovalle du test de rinocerot » (³) pour la somme de 450 francs, argent comptant à Daniel Betto, marchand de Strasbourg (⁴);

A Jacques Minille et Pierre Rochet, marchants demeurant à Basle, la somme de 156 frans pour une pierre d'ayment (⁵), une appoticairerie et une petite piramide d'yvoire que Son Altesse a achepté d'eux à la foire de Saint-Nicolas de Noël 1617 (⁶);

---

(1) Archives M.-et-M., B 1317, fol. 324 (Pillement).

(2) Archives M.-et-M., B 1341, fol. 309 (Pillement).

(3) Rinocerot, rhinocéros. La corne se recommandait contre les maladies malignes et contagieuses et contre les autres affections où la sueur était salutaire. « Les tasses de corne de rhinocérot défendent du poison ceux qui s'en servent pour boire. » (Schroder.)

(4) Archives M.-et-M., B 1376 (Pillement).

(5) Les pierres d'aimant étaient réputées astringentes et propres à arrêter le sang. Selon Albert le Grand, une de ces pierres étant placée sous la tête d'une femme adultère, la coupable tombait du lit épouvantée, mais si, au contraire, la dame était bonne, chaste et pure, elle embrassait son mari.

(6) Archives M.-et-M., B 1393. Mandement du 30 décembre 1617 (Pillement).

A Jean Roy, marchant droguiste de Provence, la somme de six vingt frans, pour momie que Son Altesse, estant à la foire de Saint-Nicolas de Saint-Jean 1618, Elle a achepté de luy de prix faict par Elle mesme à ladite somme (¹);

A Israël de Lot, marchand d'Ausbourg, la somme de 47 frans, pour 3 onces et ung tréseau d'huile d'essence de citron et cinq onces et demy d'huile de cire que Son Altesse a achepté de luy à la foire de Saint-Nicolas de Noël de ceste année (²).

Jacques Minille et Pierre Rochet, marchands droguistes à Basle en Suisse, avaient fourni des drogues et médicaments au duc qui leur était redevable de 2.460 francs depuis 1619-1624 (³).

Achat « d'une fort grosse pierre de Bejoar » du prix de 1500 francs à la foire de Saint-Nicolas du Port Noël dernier « auprès de Israël Thelotte, marchand à Ausbourg » (⁴).

A Jacques Minille, droguiste à Basle en Suisse, la somme de unze cens frans pour unze onces d'ambre gris que Son Altesse a fait achepter de luy, a raison de 100 francs l'once, de prix faict par Elle-même (⁵).

Achat d'une apothicairerie d'ébène enrichie d'argent et garnie de flaconnets, boites et ustensiles d'argent pour le prix de 600 francs à la foire de Saint-Nicolas de Port (Noël 1617) à Christophe Schveiter d'Augsbourg (⁶).

Parties de la fourniture que Jacques Minille, marchandt droguiste, demeurant à Basle de Suisse, a délivré, pour le service de Son Altesse, à la foire de Sainct-Nicolas dernière Noëll 1620, et dont Saditte Altesse en a fait prix Elle-mesme du comptant :

Premièrement, une apoticairerie avec ung cabinet d'ivoire, et laditte

---

(1) Archives M.-et-M., B 1393. Mandement du 30 juin 1618 (Pillement).

(2) *Ibid.* Mandement du 31 décembre 1618 (Pillement).

(3) *Ibid.*, B 1481 (Pillement).

(4) *Ibid.*, B 1413. Mandement du 31 décembre 1620 (Pillement).

(5) *Ibid.*, B 1346, fol. 320. Mandement du 22 décembre 1623 (Pillement).

(6) *Ibid.*, B 1390 (Pillement).

apoticairerie garnie d'argent, par prix fait avec Saditte Altesse,
pour le prix de mille frans, à payer comptant.   1.000 fr.
Plus par le commandement de Saditte Altesse,
délivré à Messieurs des Capucins pour cent frans
marchandise   100
Plus par le commandement de Saditte Altesse,
délivré à Messieurs les Carmes déchaussés
pour cent frans marchandise.   100
Plus par le commandement de Saditte Altesse,
délivré à Monsieur du Mégny ([1]), chirurgien à
Saditte Altesse, pour seize escus marchandise,
à quatre frans pièce, font.   64

         Somme . . . . . .   1.264 fr.

MINILLE ([2]).

([1]) Michel du Mesnil, chirurgien du duc Henri II.

([2]) Archives M.-et-M., B 1481. Mandement du 30 décembre 1620.

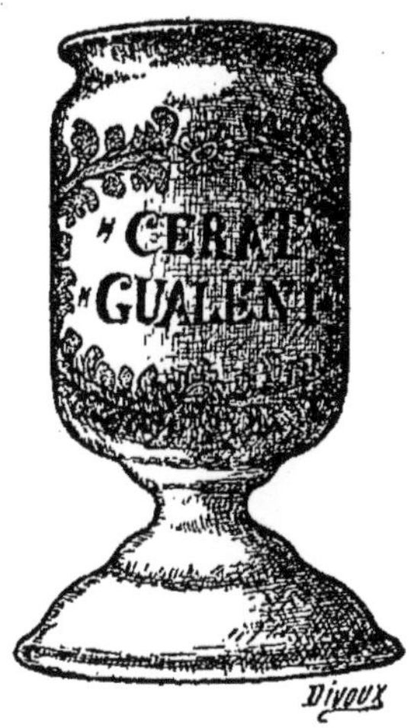

POT CANON, XVIIe SIÈCLE

Collection de MM. Monal.)

DOCUMENTS

Henry, par la grâce de Dieu duc de Lorraine, Marchis, duc de Calabre, Bar, Gueldres, marquis du Pont à Mousson, Nomeny, comte de Provence, Vaudémont, Blamont, Zutphen, etc... A tous ceux qui présentes verront Salut. Receue avons l'humble requeste et supplication des Maistres appothiquaires de Nancy, contenante, que pour obvier aux abus et inconvénients qu'insensiblement se glissoient en l'exercice dudit Art d'Appothiquaire, à l'intérest notable du public et préiudice d'un chacun en particulier, il convient, attendant un ordre certain, règlement util et police bien ordonnée, faire provisionnellement deffence à tous ceux qui, sortent recentement d'apprentissage, s'estoient ingérez d'ouvrir et tenir Bouticque, de les fermer, jusqu'à ce qu'ils auroient subis l'examen rigoureux à tels cas accoustumé, tesmoignés leurs capacités et suffisance et chef d'œuvres, tel qu'il leurs seroit désigné et prescript, par de suitte estre recogneus capables de tenir Bouticque publique, estre immatriculé audit corps. Autrement le vice et ignorance prenant petit à petit cours, il seroit difficile de les desraciner et coupper chemin à l'advenir aux accidents et inconvénients quy en dériveroient. Nous requérants vouloir leurs donner pouvoir de faire la dite deffince de nostre part et aux nouveaux appothiquaires, qui, depuis le mois d'octobre mil six cents et onze, auroient levé leurs Boutiques, et à tous autres à l'advenir d'en lever, ny ouvrir, qu'au préalable lesdits examen et chef d'œuvres n'ayent esté par eux faits et déclarés capable de tenir Boutique. Laquelle requeste ayant recogneu estre iuridique et

---

(1) Registre des maîtres apothicaires, p. 1-3.

que d'Icelle ne pouroit procéder qu'une utilité publique,
aurions, par nostre décret du vingt septième Janvier mil six
cent et quinze, permis ausditz Maistres Appothiquaires d'en-
joindre aux nouveaux Appothiquaires, qui s'estoient ingérez
de lever et tenir Boutique ouverte d'Appothicaire, depuis le
commencement de la dite année mil six centz et quinze, de
les fermer, avec deffence à tous autres d'en lever, ny ouvrir
de mesme Art, jusqu'à ce qu'il seroit autrement pourveu et
ordonné par le règlement, qui se doit faire pour le Maistrise.
Mais comme tel décret estoit subject à surannation et qu'en
vertu d'Icelluy, ils ne pouvoient, à l'assistance de nostre
très cher et féal Conseiller d'Estat et Procureur Général de
Lorraine, faire passer outre aus dites deffences, et ce, d'autant
plus que jusqu'à présent il n'y auroit aulcun règlement
émané de Nous, ainsi que Nous leurs en aurions fait naistre
l'expérience, ils auroient supplié vouloir confirmer nostre
décret du vingt septième Janvier mil six cent et quinze et
ordonnés qu'il sera entretenu en tous ses poincts, avec
pouvoirs d'user des dites deffences et commandements y
portés à l'advenir. Laquelle Requeste ayant été renvoyée à
notre Procureur Général de Lorraine, par décret du onzième
d'Apvril dernier, pour examiner le contenu en Icelle et du
tout Nous faire rapport avec advis, ainsi qu'il auroit faict
verballement en nostre conseil, Nous Inclinant bénignement
et favorablement à ce que les ditz Appothiquaires requièrent
et recoignoissant le profict évidant qui en dérivera, voir
que ce sera donner occasion aux apprentifz de se perfec-
tioner et s'acquérir une science certaine de la Pharmacie
pour deüment servir au Public, Avons, de nostre pouvoir
et Authorité souveraine, confirmé et confirmons nostre dit
Décret du vingt septième Janvier mil six centz et quinze, et,
ce faisant, Ordonnons, attendant autre règlement plus
ample et général, qu'il sera loisible aux dits suppliants de

pouvoir contraindre tous ceux qui voudront exercer laditte profession de Pharmacie ou tenir Boutique de subir examen et faire lesditz chef d'œuvres, qui leurs seront spécifiez et ordonnés par les ditz Maistres Appothiquaires, et, en cas de suffisance, les admettre et recepvoir en leurs corps et permettre de tenir Boutique ouverte et exercer le dit Art, ainsi que l'un d'Iceux, sinon et autrement leur faire deffence de lever leurs boutiques et de s'immisser à l'exercice du dit Art. Sy Mandons et ordonnons à tous nos Baillifs, Procureurs Généraux, Prevosts, leurs lieutenants et substitutz et à tous autres nos officiers et justiciers qu'il appartiendra que, de ceste nostre confirmation et bénéfice, porté au dit Décret du Vingt septième Janvier, ils laissent et souffrent jouyr plainement et paisiblement lesdits Maistres Appothiquaires, sans permettre n'y souffrir, qu'ilz leurs soit fait, mis ou donné aulcun empéchement au contraire. CAR AINSI NOUS PLAIST. En tesmoing de quoy, Nous avons signé les présentes et à Icelles fait mettre et apposer nostre scel secret. Données A nostre ville de Nancy le Vingt uniésme Apvril mil six cent vingt trois. Signé : Henry, plus bas est escript : par Son Altesse les sieurs de Stainville, Doyen de le primatialle, de Bildstain de Magniers, de Livron, Abbé de la Chalade, de Malvoisin, Liégeois, Pistor, Ballivy, eux deux Maistres des Requestes, Remy, Procureur Général de Lorraine, Perrin, aussi Maistre des Requestes, Malcuyt, Mainbourg, Echicot, Landriant et autres présentz. Cachetté en placard des Armes de Sadite Altesse; contresigné pour Secrétaire : De Badorot avec paraffe.

RÉGLEMENT PROVISIONEL TOUCHANT LA MAISTRISE
DES MAISTRES APOTICAIRES JURÉS DE NANCY

FERRY DE HARAUCOURT, BARON DE CHAMBLAY ET DE BIONCOURT, VICONTE DE DOMBASLE, SEIGNEUR DE CRÉVI (1), *SOMMERVILER, ANTHELEU* (2), *HUDIVILER, GRAND VEZANSTAINVAULT* (3), *CONSEILLER DU ROY EN SES CONSEILZ ET EN SA COUR DE PARLEMENT DE METZ, MARÉCHAL DES CAMPS ET ARMÉS DE SA MAIESTÉ, GOUVERNEUR DE LA SOUVERENETÉ DE GOZE* (4), *BAILLY, CHEF DE IUSTICE ET DE POLICE DE NANCY.*

Comme, de toutes les professions et artz dont la condition humaine a besoing, l'un des plus utiles et nécessaires est celle qui a pour son subiet le corps de l'homme et pour fin la sancté d'iceluy, sans laquel tous les advantage de la nature sont sans usage ou sans contentement, aussy doibt elle estre exercé avec méthode et fidélité autant exacte que pas un aultre. C'est ce qui a depuis longe suitte d'anné porté les sieurs docteurs médecins, qui sont comme le chef de l'intelligence de cest ouvrage créé du ciel, et les maistre apoticaire qui sont comme les organes par laquel se distribue les remèdes que Dieu a mis en la nature pour soulager les misères ausquel la composition de nos corps, les intempérie des humeurs et saisons et mil accidentz ne nous rande que trop, et trop souvant subiet, de rechercher les moyens d'establir une maistrise en cest ville de Nancy, dans laquelle par bonne et juste loix sont

----

(1) Crévic, Meurthe-et-Moselle, arrondissement et canton de Lunéville.

(2) Anthelupt, *ibid.*

(3) Grand-Vezin, commune de Crévic.

(4) Gorze, ancienne Moselle, arrondissement de Metz, chef-lieu de canton.

réglés la dispensation des médicament, qui doibvent estre fournis à la néssité des maladies. Mais comme jusques à présant, soit par la diversité et calamité des temps, soit pour aultre cause moins apparantes, leur dessain n'a pas eu l'effect désiré en ce que ils ont proposé de pratique, cependant n'a esté soutenue de la prudence néssaire et de laquel dépande les facultés à chacune communauté de vivre soub les règles et statues convenables à sa profession, et qu'ancor auiourdhuy, ny ayant rien d'estably sur ce subiet, ny approuvé par authorité souveraine ou publique, il y a danger que des diversités d'opinion particuliers les malades ne viennent à manquer de remède ou du moins des meilleurs et plus utile ou de la distribution d'iceux, le soing continuelle avec lequel nous veillons sur la police de ceste ville nous a fait penser sérieusement à prévenir les inconvénient, qui ariveroient à une ordre sy néssaire que celuy des apoticaire par défault ou retardement dhun bon ordre certain ou dheument approuvé, et favoriser le bien que le publiqz peut résonnablement espérer d'un juste establisement, cest part, comme on en congnoit les salutaires effect en tous les estat et grande ville bien policés de l'Europe, à cest louant et approuvant, les aprouvant, les bonnes intentions desditz sieurs docteurs et médecins et les juste désires des maistre apoticaire de ceste dite ville, nous avons exactement considéré et examiné les remonstrances et propositions des une et le moyen respectif des aultres, outre ce qui a passé par observance provisionnelle entre eux par longue annés, avec l'advis et conclusion du sieur substitude, de monsieur le procureur générale et de tout, avons tiré et choysy ce qui est présentement le plus nessaire au bien publiqz, bon entretenement de cest profession, à l'honneurs et lustre de la médecine, à l'utilité, facilité, contentement de tous et, pour y parvenir, nous

avons par previnsion ordonné et ordonnons que cy aprés
les articles suivant seront tenus pour vray status et règles
soubz lesquels lesditz apoticaire de cest ville pouront
exercer leurs artz et tiltre de maistre et maintenir leur
communauté légitimement establyes. Et, par l'authorité
de la police publiqz, nous avons reseu et approuvé, recevons
et approuvons tout ce qu'en suitte du présent règlement il
feront et pratiqueront, à quoy nous leurs avons enioint et
enoignons de s'arester conformément et satisffaire, sans
qu'il leurs soit loysible d'introdure aucune autre loix, statux
et règles au corps de leur communauté, ny de se distraire
dispenser de l'observantion d'aucuns des présens articles, si
ce n'est que pour grande et bonne considération, l'expérience nous face voire qu'il y faillut changer, adiouster ou
diminnuer, ce qui ne se poura fair valablement sans nostre
ordonnance, approbation et authorité ou de ceux à qui il
appertindra pour lors, le tout à penne aux contrevenantz
d'este privés de toutes les droictz, honneurs et exercices de
la maistrise et communauté dudict Art.

I

Premièrement, que les maistres apoticaire, en considération et recongnoissance que toutes les garisons viennent de
Dieu, qu'à luy seul en appertain la gloire et qu'il luy servent
de main pour les opérer, continuront leur dévotions ordinaires en la confrérie par eux commancé soub la protetion
de la Très Staincete Vierge, mère de Dieu, et le tiltre de sa
Nativité, selon les articles et condition proposés entre eux,
lesquels nous approuvons et authorisons lesditz maistres à
les entretenir et exécuter en la forme convenue et signés
par les maistres le 2 avril 1626.

2

Que tous Apoticaire, que cy-devant ont subis les
examenes et faict chef d'œuvre accoustumés et tiennent
aui'ourdhuy boucticque ouverte en cette ville de Nancy,
seront tenus et réputés pour maistres avec pouvoire de faire
continuer l'ouverture de bouticque et faire toutes fonctions
publiques et particulier de leurs estat, sans estre oubligés à
aucune nouvelle examen ou chef d'œuvre, ains seulement
de prester serment entre nos mains pour ceste fois de bien
et fidellement exercer l'arte de pharmacie et de suivre en
tout et par tout le présent règlement.

3

Qu'ils auront pouvoire de s'asambler en corps de communauté pour faire par chacun an au temps et lieu qu'ils
jugeront à propos, élection de deux maistres que l'on dira
jurés, lesquelz auront pouvoire de convoquer le corps quand
il sera besoin, pour adviser aux affaires de leurs maistrise
et cest élection se fera en sorte que chacune anné il en soit
choysy et nommé un a plus de voix pour avec l'ancien de
la précédante porter ladite charge de juré et celuy qui
demerera la seconde anné avec le nouvaux nommé, à
quoy de mesme qu'à toute leurs autres assamblés, il pro-
céderont sans animosité, brigue, ligue, monopolez, débat,
tumulte, querelle ou iniure, à penne contre les infracteurs
de privation d'estat et d'amande arbitraire.

4

Qu'il sera dressé et l'advis de commun accord de tous
les sieurs docteurs en médecine de Nancy un dispansaire

des remèdes tant simples que composés plus néssaire et convenable à la guérison des malads qui règnent ordinairement dans le pays, e desquels tous et un chacun des maistre apoticaire seront tenus d'avoir leurs bouticques fournies au contenus dudit catalogue ou dispensaire, sans obligation d'en tenir d'autres, sy ce n'est qu'en l'exigence du règne de quelqz maladies populaire, il leur soit ordonné du consentement de tous lesdits sieurs médecins.

5

Que deux fois l'anné, scavoir, à la my caresme et la my aoust, par le sieur douin des médecins et l'un de ses collègues ou, s'il n'y veut assister, deux de ses collègues qu'il choysira et nommera, un des sieurs conseillers de la chambre de ville et les deux maistres juréz apoticaire en charge se fera la visitation des bouticques, drogues et remèdes, tant simples que composés, de chacun desditz apoticaires, selon le dispensaire susditz, pour distinguer l'une et l'autre desditz visitations, les drogues bonnes et valables des mauvaises, vicées et corrompus et, s'il s'en trouve de telles, estre iettés de hors, ce qui se fera sans passion, animosité, ny violance.

6

Lesditz sieurs doyen, collègues par luy nommés et jurés feront pareille visitation ché les marchand droguistes et espisiers pour congnoistre leurs drogues, sy elle sont bonnes et valables et empêcher la vante ou distribution des corrompues et vicées.

7

Il est absolument et expressement défandus à tous maistres apoticaire et maistre valet des vefves d'employer

aucune drogue simple ou composé que de celles qui ont
estez recongnus bonne esditz visitations, comme aussy
d'excéder les ordonnances desditz sieurs médecins en qualité ny en quantité, n'y d'en substiuer les uns pour les
autres sans l'advis du docteur médecin qui aura fait l'ordonnance, à penne d'amande arbitrair, privation d'estat et
punition corporelle s'il y eschet.

8

Il est ordonné que tous les médicamentz vénéneux, quels
ils soint, seront tenus à part et séparés des autres, notament
ceux qui provoquent l'avortement, avec deffance exprès à
tous marchands grossiers, droguistes, espissiers, merciers et
autres d'en exposer publiquement en vante et aux maistres
apoticaire d'en distribuer à qui ce soit, sans scavoir à quel
usage ont veut san servir, et seront tenus d'escrire en leur
registres et en présence de tesmoins, s'il est posible, les
noms, surnoms et demeurances de ceux qui en achèteront
d'eux, pour servir de preuve contre ceux qui en mésuseront
et de justifications aux apoticaire de n'avoir coopéré à telz
détestable dessain.

9

Une fois l'an, ils exiberont au sieur doyen des médecins
et à ceux par luy députés et au deux maistres apoticaire
juréz l'achap et pris de leurs drogues, de mesme quels
marchands droguistes et espisiers celuy auquel il leurs
vandent, le tout par serment, et par après sera par les
susditz médecins fait un taxe résonnable des médicamentz,
tant simples que composés, selon le dispensaire avant dit,
eu esgard aux achapt, frais résonnables, salaire des pennes
nécessaire à la préparation, emplois, distribution d'iceux,

en sorte que sans animosité, envie ny passion, lesdit apoticaire puisent tirer en profit légitime de leurs fourniture et travaille et duquel taxe chacun d'eux sera oubligé d'affiger une feille en sa bouticqz, pour y avoir recours toute fois et quant mestier sera.

10

S'il arive dificulté pour le règlement des parties fournies aux malades et qu'il en faille contester devant les sieurs juges ordinaires, il sera libre aux malades de choisir des médecins, avec l'un des jurés apoticaire lors en charge, pour liquider et taxer lesditz parties, sur la représentation que l'on debvra faire devant eux des ordonnances, sur lesquelles lesdites parties auront esté fournies et dressées, et ne pouront les apoticaire faire pour cela choix d'autre apoticaire sans le consentement exprès des malades.

11

Il est deffandu à tous apoticaire de faire aucune médecines soub les ordonnance des empiriques, alquimistes, triacleurs, coureurs et tous autres non approuvés des médecins, desquels aussy est défandu d'exercer ny pratiquer la médecine publiquement ou en cachette.

12

Les maistres apoticaire advertiront le sieur doyen des médecins, lorsqu'il voudront faire les compositions prinsipales notté au dispensaire, pour y estre présentz et en voire la dispensation et ordonner sur les deffautz de quelques drogues ou simples exoticques de celles que l'on debvra substituer en leur place.

13

Il ne receuvront aulcuns aprentif qui ne soit nouris en la
foy et religion catholicqz, apostolicqz et rommaine, en la
crainte de Dieu, et suffisament instruitz en la langue latine
pour entendre les ordonnances des médecins, le temps d'a-
prantisage de trois ans consécutif ché un mesme maistre,
ou aillieur du consentement du premier maistre, duquel
temps parachevés, les maistres ordonneront certificatz et
tesmoignage à l'apprentif et de la suffisance et fidélité de
son service, pour luy valloir en temps et lieu.

14

Aucun ne poura estre reseu en la maistrise de ce lieu,
sans faire paroistre dheument des trois annés d'aprantisage,
soit à Nancy ou ailleurs, et de deux ans au moins de service
en diverse villes depuis les aprentisages soubz des maistres
dudictz artz, avec certificat de sa religion, bon fame, probité
de mœurs et fidélité en l'exercie dudit artz, et qui n'ay
subit, par devant le sieur doyen et médecin par luy députés
et les jurés et autres maistre apoticaire, l'examen et fait
les chef d'œuvre, comme il est pratiquéz par cy devant, au
contenue des articles convenus et accordé provisionnellement entre les sieurs docteurs et maistre apoticaire, le
20 avril 1624, signé du sieur Fournier, ayant procuration de
tous les sieurs médecins et Marcque de Billaut (¹), fondé de
procuration de tous les apoticaire. A la pluralité des voix,
il prestera le serment de fidélité à son exercice et à l'observance du présente règlement qui luy sera leu, donnera à la
confrérie seize frans barrois et cinquante frans à la mais-

---

(1) Marc de Billault, apothicaire de Son Altesse.

trise, sera inscrit comme maistre au registres d'icelle, jouira des mesmes drois que ceux qui sont présentement en laditz qualitéz, desquelz cinquante frans seront exent et quitte les filz des maistres de cette ville et pouront en oultre estre exemptz, dispensés de quelque un des examen et chef d'œuvre accoustumés, sy la communauté sy accorde et les sieurs médecins le jugent à propos, pour les congnoistre d'aillieur suffisans et capables. Ceux que l'on recevera audit examens, chef d'œuvres et maistrise ne seront oubligés à l'occasion d'iceux de fournir aucun festin ny beuvettes, qu'il est défandu aux maistre d'exiber d'eux, mesme d'asister à ceux qu'ils souffriront de faire volontairement, à penne d'amande arbitraire, lesditz examen et chef d'œuvres se feront consécutivement avec le moins diuternal retardement ou remise que faire se poura.

15

Les vefves des maistres pouront tenir bouticque pendant leur viduité, comme du vivant de leur marit, à charge quel auront un maistre valet approuvé par les sieurs médecins et maistres apoticaire en la manière contenue pour ce esditz articles du 20 avril 1624.

ARTICLES CONVENUS PAR PROVISION PAR LES SIEURS DOCTEURS EN MÉDECINE ET LES MAISTRES APOTICAIRE DE NANCY SUR LA FORME DE RECEPVOIRE LES ASPIRANTS A LA MAISTRISE D'APOTICAIRE LE 20 AVRIL 1624

Premièrement, ceuluy qui aspirera à la maistrise d'apoticaire, après avoir servy le temps porté par les susditz articles qui est de trois ans et avoir prié son maistre d'aprentisages ou aultre qu'il aura servy de prandre la penne de le conduire; pour cest effect, ledictz maistre, accompagné de l'aspirant, va trouver les maistres jurés de l'estat qu'il prie de se vouloire assembler, pour voire le brevet et atestation d'aprentisage et jour à son aspirant, pour faire trouver le reste des maistres de la communauté, avec des médecins de Son Altesse ou autres députés de tout le corps de la médecine, pour ouyr, interoger leditz aspirant, tant par lesditz jurés que par les autres maistre qui le voudront interoger, et cest examen dure depuis une heure jusques à cinq, et ce, sur l'élection, préparation et mixtion des médicamentz. Leditz examen finis, les jurés prennent l'advis de la communauté assistante et le raporte aux médecins, iugent semblablement de la capacité d'iceuluy aspirant à la pluralité des voix.

Seconde examen, qu'est appellé *les Herbes*, ce fait en temps commode, scavoir est, depuis le mois de may jusque à la fin de septembre, et, après que les jurés auront donné le jour à l'aspirant, ilz sont tenus d'avertir la compagnie de se trouver au lieu qu'ilz auront esleu qui sera quelque jardin ou beau prey, où il y aura quantité de simple, et tous les maistres qui veulent porter toutes sortes de simples sont receus à les monstrer à l'aspirant, pour voire s'il en a la congnoissance, et mesme les jurés doibvent advertir les médecins de s'y trouver comme au premier examen, à la fin se faire la conclusion comme au premier act.

Le dernier act est le chef d'œuvre que lesditz maistres jurés sont tenus de donner de l'aspirant, quelque jours après lequel aspirant ledit sieur promet randre et dispanser dans le temps qui luy est donné, et, pour leditz chef d'œuvre, luy sont donné cinq pièces, scavoir, un électuaire solide, un confection liquide, comme *Hamec* ou autres, un amplastre, un onguant, et, après avoir préparé leditz chef d'œuvre des plus belles drogues que l'on peut trouver, il fait démonstration de son dit chef d'œuvre aux médecins, aux maistres jurés et à tout le reste des maistres, qui à cest effet sont advertis comme desus, et, s'il y a quelque drogue à reieter, on en fait un mémoire et est tenus de les changer et, après les avoir représenté et trouvé bonne [par la compagnie, il luy est permis de travailler à la confection de sonditz chef d'œuvre, et ce, en la présence susdite de tous les maistres qui s'y voudront trouver, et après qu'il a achevé le susditz chef d'œuvre et visité tant de ceux qui y ont assisté que des autres, s'il est trouvé bien fait, lesditz juré coligeront derechef les voix et en communiquent comme desus aux médecin présent, il le reçoivent maistre par un commun accord et à la pluralité des voix, ce fait, et en présence de toute la compagnie, il prête serment de fidélité en son exercice et lors jouir des mesme privilèges, franchises et émolumentz que les autres maistres ses compagnons.

Que les maistres valet, qui seront pris par les vefves des apoticaires pour exercer l'estat et art d'apoticaire durant leur viduitéz, seront examinés par lesditz médecins et maistre jurés de l'estat et autres de la communautéz, comme dit est, tant sur les simples drogues et composés que de la manire de la composition d'icelles et dressement des receptes qui seront ordonné par les médecins et autre chose requises, comme aussy les expériences manuelles et composition des drogues, non si exactement comme sy lesditz valet serviteurs vouloint faire chef d'œuvre, mais pour scavoir, s'il scavent et entande, comme se doit fairez ledite compositions et s'ilz le pourroient et scauroint faire.

Comme les sieurs médecins de Son Altesse et autres demeurant à Nancy, ayant cy devant présenté requeste à Son Altesse, aux fins d'establir une maistrise à Nancy touchant l'estat d'apoticaire et que, de son commendement, quelques articles en ayant esté dressés, ledit sieur médecin avec leditz sieur apoticaire soubsigné, cejourd'huy, à l'effect

de ladite maistrise et en avoir communiqué ensamblement,
le tout bien veu, recongnu et eximané, sont demeurés
d'accort, que les articles cy-desus seront suivis provisionnellement en tout leurs point. Fait à Nancy le 20 avril 1624,
signé : honoré sieur Fransois Fournier ayant procure de
tous ses autres collègues médecins, comme aussy noble
Marc de Billaut, apoticaire, ayant procure de tous les autres
apoticaire; signé : F. Fournier et M. de Billaut.

Articles De La Confrairie De l'an 1626 du 2 avril

Qu'au iour de la Nativité Nostre Dame, huictiesme iour
'septambre, il se célébrera une haulte messe et solennelle,
environ les neuf heurs du matin, en l'église des pères Cordeliers ou autre pour ce choysie et désigné, où assisteront
tous les maistres apoticaire dudit Nancy, soubz l'amande de
trois gros, de mesme assisteront aus vespres de la veille du
jour, à penne d'un gros appliquable au profit de la confrérie.

Le landemain au mesme lieu l'on sélébrera une messe de
Requiem pour les défunt confrère et conseurs trépassés, où
tous assisteront de mesme, à penne de deux gros d'amande
applicable comme desus.

Tous les premiers lundy de tous les mois de l'anné, se
dira une messe au mesme autel, où tous les maistres assisteront sans exception d'aucun, à penne de deux gros
d'amande applicable comme desus, lorsqu'il décédera un
maistre ou la femme d'un desditz maistre, le corps de la
confrérie sera oubligé à luy faire dire un service et assister
à l'enterrement.

Que pour subvenir aux frais, luminaire, salaire des gens
d'église et autre chose pour ladite confrérie payeront chacun

maistre un fran de douze gros payable audit jour de la Nativité Nostre-Dame et, comme il n'y a encor iusques à présent aucun fond pour fournir ausditz frais, chacun maistre donneront pour cette première anné chacun deux frans tant seulement, à cause qu'ilz ont desia fournis à quelques frais.

Qu'aucun maistre, qui désirera estre reseu en ladite maistrise, ne sera reseu qu'en donnant quatre escus marchand qui font seize frans.

Les amandes se debveront payer par ceux qui les auront encourus et ce à la première interpellation.

Tous lesquels deniers se délivreront entre les mains du maistre de ladite confrérie, eslu par le corps de l'estat à ce assemblés au logis de celuy qui aura esté maistre précédant au plus de voix, après qu'icelle auront esté reseu et colligé par un particulier député à cest effet, desquel deniers ledit maistre fera conte et recepte, de mesme de la dépance qu'il aura suporté, pour les frais nessesaire sus déclarés et lequel conpte il randera devant le corps ou partie d'iceluy.

Le maistre estant choysi en la façon prédite, il choysira un conseiller pour adiudant et le corps de l'estat en debvera choisir un autre, lesquelz conseillers debveront avoir soing et charge de faire le service, orner l'autel et tout ce qui sera nessaire pour le bien de ladite confrérie, après néanmoins avoir sur le tout l'avis et consentement du maistre en charge pour l'anné.

Que dorsanavant aucun maistre apoticaire ne recevera ny prandra aucun aprantif, qu'il ne luy face payer à l'antré de sa méson huict frans, qui seront deslivrés promptement et contant auditz maistre, tant pour faire aumosne aus pauvres compagnons passants dudit art que pour subvenir aus frais de ladite confrérie, s'il n'en veullent respondre en leurs pure et privé nom.

A esté aussy arresté qu'à toute les assamblé et conseil qui se feront, soit pour traicter des affaires, bien et profit de ladite confrérie ou autrement, celuy qui jurera, mutinera, querellera, l'agresseur en sera pour six gros et l'agresséz pour trois gros s'il soutint.

Toutes lesquels articles cy-dessus déclarés, les soubsignés maistres apoticaire demeurant à Nancy ont promis et promettent et par leur foy et honneur tenir, effectuer, faire tenir et observer de point en point, selon leur forme et tenneur, et de les avoir pour aggréable, ferme et stable, sans jamais aller au contraire, directement, ny indirectement, soubz l'obligation de tous leurs biens présents et futurs, en foy de quoy ilz se sont tous soubsignés au susditz présentz articles. A Nancy, l'an de grâce Nostre Seigneur le 2 avril 1626, signés : C. Gaspard, D. Rouselle, C. Breton, M. Rouselle, J. Pavé, Henry Didier, Cailley, Michel, Frehel, C. Lepage, P. Voirin, Poirot, N. Lambert, J. de Belleau, C. Rouselle, F. Sommes, J. Barot, Graillot, N. Le Royer, Charles Lalement, R. Boilot, R. Thyriet, le Jeune, La Haye, Gravelles, George Gascon, C. Lambert, tous signés avec paraffez.

Faict auditz Nancy en présence des sieurs Fournier, Garnier, Vitou, de Spire, Perrin le jeune et Rousselot, médecins, et les maistre apoticaire cy après déclarés, scavoir, Fransois Sommes, l'un des jurés, Claude Gaspard, Nicolas Lambert, Renné Thyryet, Renné Boilot, Jean Sirejean, Claude Hermand et Claude Alba, lesquels maistre apoticaire ont aquiesséz et justement presté le serment ordonné cy devant et permis chacun à son égard de suivre et observer ponctuellement lesditz articles, à quoy nous ordonnons qu'il sera satisfaict, par Jean Barot, aussy présentement juré, Jacques Belleau, J. Pavé, Nicolas Génois absentz et tous autres qu'à l'advenir seront receus à ladite maistrise, en nostre hostel le

dernier juillet 1640, sy présents maistre Nicolas Génin,
substitude de Monsieur le procureur générale à ce consen-
tant, signé : Chamblay, bally de Nancy (¹).

Le Moyen Pour Recevoire Les Filz des Maistres
Et Leurs Privilèges

Ce jourd'huis *neufiesme juin mil six cent cinquante trois* les
Sieurs Docteurs en médecine et Maistres Jurez Apoticaires
avec tout le corps de Pharmacie de Nancy Estantz assamblé
pour voire les drogues pour faire la confection *Hamec
Maior* dispensée par Christophle Barot, filz de Noble Jean
Barot, Maistre Apoticaire audit Nancy, Tous, d'un commun
accord et consentement, ont ditz et déclarez, puisque le ditz
Barot filz s'estoit presenté à la Maistrise et commancé les
chefs d'œuvre comme aspirant à la dite Maistrise et qu'estoit le premier filz de Maistre qui se soit presenté a Ladite
Maistrise, Il estoit nécessaire et resonnable de faire en
faveure des ditz filz de Maistres un arrest et declaration des
Actes et chef d'œuvre qu'ils seront obligés de faire a l'advenir, puisque par toutes les Villes bien policés où il y a
Maistrise les ditz filz de Maistres sont favorisés au delà des
autres aspirants. Parquoy nous avons resoultz que leditz
Barot filz, première commancent, et de mesme les aultres
filz de Maistres Apoticaires duditz Nancy qui cy après vin-
dront feront paroistre de leurs parfais et entire apprenti-
sage par lespace de trois ans consécutifs, et comme après
ils auront servis les Maistres apoticaires hors du pays par
l'espace de deux ans ; après quoy leur sera donné jour pour
subir l'examen sur toute la Pharmacie, laquelle se fera en

------

(1) Registre des maîtres apothicaires, p. 12.

presence desditz Sieurs Medecins par lesditz Maistres Apoticaires, après quoy leur sera donné jour pour faire l'examen
sur la demonstration generale des drogues, qui sera du
matin, et, ausytot après, le mesme jour, l'on les menera
arboriser et finalement pour derniere luy sera donné par
les ditz Maistres Jurez avec l'asistance des autres Maistres
Apoticaires un chef d'œuvre tel qu'ils jugeront à propos et
se feront les ditz actez et travaille par lesditz filz de Maistres à la fason accoustumé ly devant, et luy sera loysible
de travailler en la bouticque de son Père ou aultre qu'il
désirera. Ce qu'estant bien parfaict, reseu et aggréé desditz
Sieurs Medecins et Maistres Apoticaires, sera exempt des
aultres chef d'œuvre que les aultres aspirantz sont oubligés
de faire, suivant qu'il est portez à l'article quatorziesme des
statutz desditz Maistres Apoticaires, et, quand à la finance,
donnera seize francs Barrois pour la confrèrie de Ladit
Maistrise et sera quitte des quarante frans que lesditz aultres aspirant sont oubligés de poyer pour les droit de Ladite
Maistrise, Moyennant quoy, et après qu'il aura presté serment, a la forme ordinaire, sera reseu et tenu maistre pour
jouyer des mesmes honneures et emolumentz que les Aultres Maistres. En foy de quoy nous avons signé le presentz
actz, faist à Nancy les ans et jour que desus.

Signé : F. FOURNIER, PERRIN, C. VITOU, BITAULT,
C. ROUSSELOT, F. LAMBERT, C. THIRIET, N. LAMBERT,
J. BAROT, J. SIREJEAN, C. HARMENT, Claude ALBA, G. DU
HOUT (¹).

---

(1) Registre des maîtres apothicaires, p. 10.

LETTRES PATENTES DÉLIVRÉES LE 4 MAI 1665 PAR CHARLES IV,
DUC DE LORRAINE, ET PORTANT APPROBATION DES STATUTS
DES MAÎTRES APOTHICAIRES DE NANCY ET DE L'ÉTABLISSE-
MENT DE LA MAÎTRISE.

Charles, par la grâce de Dieu duc de Lorraine, marchis,
duc de Calabre, Bar, Gueldres, marquis du Pont-à-Mousson
et de Nomeny, comte de Provence, Vaudémont, Blamont,
Zutphen, Saarwerden, Salm..., etc., à tous qui ces présentes
verront et orront, salut. Nos chers et bien aymez les maîtres
appotiquaires de notre ville de Nancy, reconnoissant depuis
plusieurs années en ça les abus et inconvéniens qui se glissoient insensiblement en l'exercice de leurs art et profession,
non seulement à l'intérèst notable du publique, mais
encore au préiudice d'un chacun en particulier, s'estant
pour y obvier addressez à deffunt de très heureuse mémoire
notre très honnoré seigneur le duc Henry (qui soit en gloire),
ilz auroient obtenu de luy, par décret du vingt-septième de
janvier mil six cens quinze, qu'il leurs seroit permis d'en-
joindre aux nouveaux appotiquaires, qui se seroient ingéréz
de lever ou ouvrir boutique d'appotiquaires, depuis le commencement de ladite année, de les fermer, avec deffence à
tous autres d'en lever ny ouvrir, jusqu'à ce qu'il y seroit
autrement pourveu et ordonné par un règlement, qui se
devoit faire pour l'établissement de la maîtrise dudit art et
profession, lequel décret auroit esté confirmé par après par
Sadite Altesse deffunte, par pattentes du vingt-unième
d'avril mil six cens vingt trois, par lesquelles il luy auroit
pleu d'ordonner de plus, en attendant autre règlement plus
ample et général, qu'il seroit loisible ausdits maîtres appotiquaires de contraindre tous ceux, qui voudroient exercer
ladite profession de pharmacie ou en tenir boutique, de

subir examen et faire des chefs d'œuvres, qui leurs seroient ordonnéz et spécifiez par les maîtres juréz et, en cas de suffisance et de capacité, de les admettre et recevoir en leurs corps, avec permission de tenir boutique ouverte et d'exercer ledit art, ainsy que l'un d'y ceux ; sinon et autrement, qu'il leur seroit fait commandement de fermer leurs boutiques et deffence de s'ymmisser ou prattiquer ledit art de façon que ce soit. Du depuis lesdits maytres, voyans dans la licence et impunité, que les malheurs des guerres ont introduits en toutes sortes de professions, que le mal de la leur alloit plutôt en augmentant qu'en diminuant, faute que jusques à présent il n'y auroit pour ce de règlement certain et absolu, pour asseurer un bon et ferme établissement de leurdite maîtrise, ils auroient esté obligéz, pour remédier aux désordres passéz, bannir l'ignorance et assurer la dispensation de leurs drogues et médicamens, d'en dresser, avec l'advis de leurs docteurs médecins, certains articles, pour lesquelz, ayans besoin de notre autorité, en attendant qu'ilz puissent estre examinéz, ilz se seroient cependant pourveus à notre Cour Souveraine de Lorraine et Barrois, en demandé provisionellement, en exécution de leursdites pattentes du vingt-unième d'avril mil six cens vingt trois, que deffences très expresses fussent faites à toutes sortes de personnes de quelle qualité et condition elles puissent estre, autres que les supplians, de bailler ny distribuer aucuns remèdes, drogues ny médicamens, concernans ladite pharmacie, sur peine de trois cens frans d'amande et de tous dépens, dommages et intérestz. Laquelle requeste avec leurs articles y jointz ayant esté renvoyée à notre Procureur général de Lorraine, sur ses conclusions du sixième de juin de l'année dernière mil six cens soixante quatre, il auroit esté ordonné, par arrest de notre dite cour du dixième dudit mois de juin, que le

tout seroit communiqué aux docteurs médecins de notre
dite ville dudit Nancy, pour examiner lesdits articles et en
faire rapport par escrit, et cependant permis ausdits supplians de réitérer leursdites deffences, conformément
ausdites pattentes. A quoy ayant esté satisfait et le tout
derechef communiqué à notre dit procureur général, lesditz
supplians se seroient alors adressez à nous et nous auroient
représenté lesdits articles, nous supplians très humblement
d'en vouloir aggréer l'autorisation, notamment pour la
réduction du nombre des maîtres à huit ou neuf seulement,
eu égard que ce nombre en est plus que suffisant pour
servir les malades et que les médecins, leurs ayans fait un
nouveau dispensaire et une reveue de six mois à autres pour
renouveller leurs drogues, il leur seroit impossible d'y
satisfaire, s'ils n'avoient de l'employ pour les distribuer,
faute duquel ilz seroient contraints de garder leurs drogues
de plusieurs années, après lesquelles elles seroient inutilles
ou plutôt nuisibles. Ce faisant, qu'il nous pleu leurs en
octroyer nos lettres pattentes de règlement, status et établissement concernans l'ordre et police, qui doit estre
observé et gardé pour l'exercice de ladite pharmacie, et
leurs en faire expédier nos Lettres à ce nécessaires. A quoy
inclinans bénignement, scavoir faisons, qu'ayant fait examiner en notre conseil lesdits articles et veu sur yceux les
conclusions de notre dit procureur général du deuxième
d'aoust dernier, souz les clauses, conditions et modifications
portéez par icelles, le rapport desdits docteurs médecins du
troizième de juillet dernier et du depuis encore celuy qu'ilz
ont fait le sixième de septembre suyvant sur les modiffica-
tions de notre dit procureur général, et le tout encore communiqué aux gens de notre dite cour, et eu sur ce leur
advis suyvant leurs arrest du trentième de décembre dernier,
tout considéré, désirans une fois pour tout établir un ordre

et règlement certain et asseuré à l'avenir pour l'exercice et prattique de la pharmacie dans notre dite ville dudit Nancy et pour la distribution des remèdes salutaires à ceux qui en auront de besoin, à la plus grande satisfaction du publique, au bon entretenement de la communauté de cette profession et à l'utilité, facilité et contentement de tous, ayans aussy égard que cet art et profession, comme l'un des plus utiles et nécessaires, doit estre exercé avec méthode et fidélité autant que par un autre, Nous, par l'advis des gens de notre conseil, avons, de notre certaine science, pleine puissance et autorité souveraine, dit, déclaré et ordonné et par ces présentes disons, déclarons et ordonnons les articles suyvans pour vrays status et reigles inviolables, souz lesquelles lesdits maîtres appotiquaires de cette notre ville dudit Nancy pouront exercer leurdit art et profession en tiltre de maîtres et maintenir leur communauté en pareil lustre, honneur et advantage que les autres communautéz légitimement établyes, comme s'en suyt :

Premièrement, que les maîtres appotiquaires, en considération et reconnaissance de ce que toutes les guarisons viennent de Dieu, qu'à luy seul en appartient la gloire et qu'ilz lui servent de mains pour les opérer, continueront leurs dévotions ordinaires en la confrairie par eux commencée souz la protection de la Très Sainte Vierge mère de Dieu et le tiltre de sa Nativité, souz les articles et conditions qui sont inséréz cy-après.

Deuxièmement, que tous les appotiquaires, qui ont cy-devant suby les examens et fait les chefs-d'œuvres accoutuméz et, en conséquence d'yceux, tiennent boutiques ouvertes en notre dite ville dudit Nancy, seront tenus, censéz et réputéz pour maîtres, avec pouvoir de continuer l'ouverture d'ycelles et de faire les fonctions publiques et particulières de leur art et profession, sans estre obligéz à

aucun nouvel examen ny chef-d'œuvre, à charge et condition néantmoins, si jà n'est fait, de prester serment de bien
et fidellement exercer l'art de pharmacie et de suyvre en
tout et par tout le présent règlement.

Troizièmement, qu'ils auront pouvoir de s'assembler en
corps de communauté, pour faire, par chacun an, au temps
et lieu qu'ilz jugeront à propos, élection de deux maîtres
que l'on dira jurés, lesquels auront pouvoir de convoquer
le corps, quand il sera de besoin, pour aviser aux affaires
de leurs maîtrise et cette élection se fera en sorte qu'à
chacune année il en soit choisy et nommé un à plus
de voix pour, avec l'ancien de l'an précédent, porter ladite
charge de juré et celuy cy demeurera la seconde année avec
le nouveau nommé. A quoy, de même qu'en toutes leurs
autres assemblées, ils procèderont sans animosité, brigues,
ligues, monopoles, débats, tumultes, querelles ou injures, à
peine de trois francs d'amande contre les contrevenans,
et nul ne pourra posséder ladite charge de juré qu'il n'ayt
tenu boutique ouverte pendant dix ans durant.

Quatrièmement, que les maîtres, qui seront convoquéz
aux assembléez par les maîtres, jurés, pour délibérer de
quelques affaires de maîtrise, ne s'y trouvans pas payeront
six gros, appliquables à la confrairie, s'il n'y a cause légitime.

Cinquièmement, qu'il conviendra, qu'aucun d'iceux ayt
rapporté ce qui aura esté conclud et délibéré en leur
assemblée; le fait estant connu, il sera contraint de payer
huit francs à leur confrairie, si ce n'est qu'il s'agit de l'intérest publique ou de monopole.

Sixièmement, qu'il sera dressé, de l'advis et commun
accord de tous les médecins de notre dite ville dudit Nancy,
un dispensaire des remèdes, tant simples que composéz, les
plus nécessaires et convenables à la guarison des maladies,

qui reigneront ordinairement dans nos pays, et desquels tous et chacun les maîtres appotiquaires seront tenus d'avoir dans leurs boutiques, fournies au contenu dudit catalogue ou dispensaire inclusivement, sans obligation d'en tenir d'autres, sy ce n'est qu'en l'exigence de quelques maladies particulières il leurs soit ordonné du consentement de tous les médecins susdits.

Septièmement, que, pour pouvoir tenir les boutiques fournies suyvant le dispensaire susdit et avoir moyen de distribuer les médicamens y portéz, lesdits maîtres appotiquaires n'excéderont le nombre de dix en notre dite ville dudit Nancy, à l'exemple des autres villes bien policéez.

Huitièmement, que deux fois l'année, scavoir, au mois d'avril et au mois d'aoust, les deux maîtres juréz avec un médecin député du corps feront la visitte des boutiques, drogues et remèdes, tant simples que composéz, de chacun desdits maîtres appotiquaires, selon le dispensaire avant dit, pour distinguer en l'une et l'autre visitte les drogues bonnes et vallables d'avec les mauvaises viciéez et corrompues et, s'il s'en trouve des dernières, estre icelles rejettées dehors et les maîtres chez qui elles se trouveront condamnéz à une amande arbitraire en cas de résidive, ce qui se fera sans passion, animosité ny violence.

Neufièmement, lesdits maîtres juréz avec un médecin député du corps feront semblable visitte chez les marchands droguistes et épiciers, pour reconnaître la valleur et bonté de leurs drogues et empêcher la vente et distribution des corrompues et viciées, sur peine de pareille amande contre les coupables en cas de résidive.

Dixièmement, tous médicamens vénéneux, quelques ils soient, seront tenus à part et séparéz des autres, avec deffences et inhibitions très expresses à tous marchands droguistes, épiciers, merciers et à tous autres indifféremment d'en exposer en vente, sinon aux maîtres appotiquaires, et pareilles deffences ausdits maîtres appotiquaires d'en distribuer à qui que ce soit, sans scavoir à quel usage on veut s'en servir. Et seront tenus d'écrire en leurs registres et en présence de témoins, sy faire ce peut, les noms, surnoms et demeurances de ceux qui en achepteront, pour servir de preuve contre ceux qui en mésuseront et de justification ausdits appotiquaires de ny avoir coopéré.

Unzièmement, tous empiriques, alchimistes, triacleurs coureurs et autres non approuvéz de médecins et maîtres appotiquaires seront tenus de dispenser et composer leurs médicamens, en présence du doyen des médecins ou autre député du corps ou de deux ou trois maîtres appotiquaires, avant que de les exposer en vente au publique, à peine de quarante francs d'amande, appliquable, la moitié à l'hospital Sainct-Julien de notre dite ville de Nancy et l'autre moitié à la confrairie desdits maîtres appotiquaires.

Douxièmement, il ne sera permis à aucune personne résidente en notre dite ville de Nancy, soit séculière, soit régulière, d'exercer la pharmacie, faire tenir ou vendre compositions, emplastres, ou autres choses concernantes ledit art, à peine de confiscation de leurs marchandises et de trois cens francs d'amande, applicable, la moitié audit hospital de Sainct Julien et l'autre moitié à ladite confrairie, ladite permission en estant réservée aux seuls maîtres appotiquaires immatriculéz et receus au corps de leurdite communauté.

Treizièmement, les maîtres appotiquaires juréz députeront deux maîtres de leur communauté pour visitter une fois ou deux le mois les compositions, dispensations et drogues de la boutique des Filles de la Charité de Saint-Charles, lesquelles elles mettent en œuvre et employent pour le recouvrement de la santé des pauvres malades, avec deffences à elles d'en donner ny distribuer à d'autres qu'aux nécessiteux, et sans espérance d'en tirer aucun salaire directement ny indirectement.

Quatorzièmement, que tous appotiquaires et autres personnes des villes, bourgs et villages de notre duché de Lorraine, où il ny a maîtrise établie qui depuis quatre ou cinq ans en ça, se trouveront avoir ouvert boutique ou distribué des remèdes qui concernent l'art de pharmacie, ne pourront plus faire les fonctions dudit art qu'au préalable ils n'ayent donné des preuves de leur capacité audit exercice par un examen et un chef d'œuvre, qu'ils subiront et feront incontinent après par devant un médecin et deux appotiquaires, qui se trouveront habituez esdits lieux, et, au cas que le nombre ne s'y rencontreroit, viendront subir ledit examen par devant les maîtres appotiquaires de notre dite ville dudit Nancy et y faire un chef d'œuvre, en présence du doyen des médecins ou le plus ancien en son absence, sans aucun frais ny retard, et sans que ceux qui ont leur boutique ouverte esdits lieux et qui y sont établys auparavant ledit temps puissent estre sujets audit examen, et ce, pour éviter les plus grands abus qui se commettent journellement à l'intérest du publique, estant à cet effet enjoint aux maîtres appotiquaires résidans sur les lieux, si quelqu'un se présentoit à l'avenir, qui voulut lever boutique au préiudice du présent article, d'en avertir, sur peine . de deux cens frans d'amande applicable comme dessus, la moitié audit hospital Saint-Julien et l'autre moitié à ladite confrairie.

Quinzièmement, les appotiquaires, qui seront retenus pour notre service ou celuy des princes et princesses de notre maison, ne pourront tenir boutique ouverte en notre ville dudit Nancy, qu'ils n'ayent suby l'examen et fait les chefs d'œuvres ordinaires et accoutumèz, notamment tous brevets, provisions ou autres expéditions, lesquelles n'entendons préiudicier au présent article.

Seizièmement, nul ne sera receu pour apprentif qu'il ne soit noury en la foy et religion catholique, apostolique et romaine, en la crainte de Dieu et suffisamment instruit en la langue latine pour entendre les ordonnances des médecins et sera le temps d'apprentissage de trois ans entiers et consécutifs chez un même maître ou ailleurs, du consentement des premiers maîtres, duquel temps parachevé les maîtres donneront certifficat et témoignage à l'apprentif, comme aussy de sa suffisance et de la fidélité de son service pour luy servir et valloir en temps et lieu.

Dix septièmement, que si pendant les trois annéez d'apprentissage le maître venoit à décéder, l'apprentif sera obligé de continuer le reste de son apprentissage chez un des maîtres immatriculéz et receus ou bien chez la veufve du deffunt, à condition que dans sa boutique il y ayt un serviteur approuvé des maîtres.

Dix huitièmement, ne pourront les apprentifs absenter le service de leur maître durant le temps de leur apprentissage, beaucoup moins se mettre au service d'autres sans cause légitime et bien connue et que ce ne soit du gré, vouloir et consentement exprès de leurs maîtres qui les auront receus audit apprentissage, sur peine d'estre lesdits apprentifs décheus de pouvoir par après estre receus maîtres audit art en notre dite ville dudit Nancy.

Dix neufièmement, aucun ne pourra estre receu aspirant à la maîtrise, sans faire paroître deuement de trois annéez d'apprentissage fait en notre ville dudit Nancy ou autre ville jurée et au moins d'une année de service en pays étranger, dont l'aspirant rapportera l'attestation bien reconnue, avec certifficat de sa religion, bonne renommée, probité de mœurs et fidélité en l'exercice dudit art.

Vingtièmement, ne sera permis à aucun maître de recevoir un serviteur qui aura servy précédemment l'un du corps, sans l'adveu et consentement du premier, s'il n'y a cause légitime bien reconnue par lesdits maîtres, à peine de quarante francs d'amande applicable à leur dite confrairie.

Vingtunièmement, les veufves desdits maîtres pouront tenir boutique ouverte durant leur viduité, comme du vivant de leurs mariz, à charge qu'elles auront un serviteur approuvé du corps desdits maîtres.

Vingt deuxièmement, ne pouront lesdits maîtres appotiquaires traiter aucun malade de conséquence, sans appeler un médecin et deffences très expresses leur sont faites de faire aucune médecine, souz les ordonnances des empiriques, alchimistes, triacleurs, coureurs et tous autres non approuvéz des médecins.

Vingt troisièmement, lesdits maîtres appotiquaires seront tenus deux fois l'an, à scavoir, de six mois à autres, d'exhiber au doyen des médecins, assisté d'un autre médecin, l'achapt et prix de leurs drogues, de même qu'elles leur auront esté vendues par les marchands droguistes, pour en estre par après fait par lesdits doyen et médecin avec un desdits maîtres juréz un taxe raisonnable des médicamens, tant simples que composéz, selon le dispensaire avant dit, eu égard aux achapts, frais raisonnables et salaires des peines nécessaires à la préparation, employ et distribution d'iceux, duquel taxe chacun d'eux sera obligé d'afficher une feuille en sa boutique, pour y avoir recours, quand il en sera de besoin.

Vingt quatrièmement, quant à la forme de recevoir les aspirans à la maîtrise d'appotiquaires, icelle se fera en la manière et sous les articles suyvans.

Vingt cinquièmement, après avoir une apprentissage fait en notre dite ville dudit Nancy et un an de preuve achevé

en pays étranger, comme il est dit cy-devant, l'aspirant sera
conduit par ledit maître d'apprentissage ou tel autre qu'il
choisira chez les maîtres juréz, qu'il priera de vouloir faire
assembler le reste des maîtres de leur communauté, pour
veoir et reconnoître les brevet et attestation de son apprentissage et services, lesquels maîtres assembléz donneront à l'aspirant un conducteur et jour, pour estre ouy et interrogé
pour la première fois sur l'éslection, préparation et mixtion
des médicamens et ce fera ce premier examen tant par lesdits maîtres juréz que par les autres maîtres qui s'y voudront trouver, en présence du doyen des médecins et de
l'un de ses collègues, lequel examen durera depuis une
heure après-midy jusques à cinq heures du soir.

Vingt sixièmement, ledit examen finy, les juréz prendront l'advis des médecins et maîtres présens sur la capacité de l'aspirant, lequel sera receu ou renvoyé à la pluralité
des voixe.

Vingt-septièmement, payera l'aspirant à chaque examen,
pour la présence de chacun des deux médecins, six francs
et à chacun des maîtres assistans quatre francs, avec deffences à eux d'exiger de l'aspirant aucun festin, beuvette,
ny autre chose quelleconque.

Vingt-huitièmement, le second examen appelé l'herborisation se fera en temps commode, à scavoir, depuis le
mois de may jusques à la fin de juillet. Le jour donné
pour ladite herborisation, les maîtres juréz ayant choisy un
lieu propre à cet effet, où il y aura quantité de simples du
pays, feront advertir les autres maîtres de s'y trouver, qui
auront aussy pouvoir d'y porter de toutes autres sortes de
simples et seront receus à en interroger l'aspirant, lequel
fera de même advertir le doyen des médecins et un de ses
collègues de s'y trouver, pour estre examiné en leur présence sur la connoissance des simples, et, l'examen finy,

estre jugé de sa capacité et satisfait par luy au payement de tous, suyvant le taxe en reigle au premier article.

Vingt neufièmement, que, si, pendant les mois susdits, le temps ne se rencontre propre, pour faire ladite herborisation, l'aspirant ne laissera cependant d'estre receu à subir ledit troisième examen et à faire ses chefs-d'œuvres, sans que lesdits maîtres l'en puissent empêcher.

Trentièmement, au troisième examen se fera la démonstration des drogues, auquel acte qui se devra faire, le temps estant propre, huit jours après l'acte de l'herborisation, il sera monstré à l'aspirant plusieurs drogues procédantes, tant des plantes, animaux que minéraux par les maîtres et générallement toutes celles qui concernent l'art de pharmacie, sur lesquelles il sera interrogé de leur choix et bonté et, après l'examen, jugé de même de sa capacité et satisfait au payement d'un chacun comme dessus.

Trente unièmement, les trois examens achevez, l'aspirant sera receu quelques jours après aux chefs d'œuvre que les maîtres juréz avec la communauté seront tenus de luy donner et qu'il leur permettra de rendre et dispenser dans le temps qu'il poura.

Trente deuxièmement, ces chefs d'œuvres seront cinq pièces, à scavoir, un électuaire solide, une confection liquide, un syrop, un onguent et une emplastre.

Trente troisièmement, iceux dispenséz des plus belles drogues qui se pouront rencontrer, l'aspirant en fera la démonstration aux maîtres juréz et au reste des maîtres assistans, en présence du doyen des médecins et de l'un de ses collègues; que s'il se rencontre quelques drogues qui soient à rejetter l'aspirant sera renvoyé pour le temps qu'ilz jugeroient à propos et, estantes trouvéez bonnes par la compagnie, il luy sera permis de travailler à la confection de son dit chef d'œuvre, en présence de tout le corps de la maîtrise. Et si le chef d'œuvre dure plus d'un jour, deux ou trois maîtres suffiront pour y assister jusques à la fin du travail et payera l'aspirant à chacun des maîtres pour leurs assistance quatre francs comme dessus.

Trente quatrièmement, le chef d'œuvre achevé, il sera visitté de tout le corps de la maîtrise en présence d'un médecin et, se trouvant fait méthodiquement, l'aspirant sera receu à la pluralité des voixe, sinon renvoyé, comme dit est, à quoy il sera procédé de même pour les autres chefs d'œuvre restans.

Trente cinquièmement, tous les chefs d'œuvre parachevés et l'aspirant jugé capable par les maîtres juréz et toute la communauté à la pluralité de voixe, en présence de l'un des médecins députéz, ledit aspirant prestera le serment de fidélité en l'exercice de son art et à l'observance du présent reiglement qui luy sera leu à cet effect. Donnera iceluy seize francs à la confrairie et cinquante frans à la maîtrise, puis sera inscrit comme maître au registre d'icelle et jouyra des mêmes droits que les autres maîtres du corps de ladite communauté.

Trente sixièmement, ne seront compris au présens règlement les fils des maîtres appotiquaires de notre dite ville dudit Nancy, non plus que leurs gendres, lesquels seront seulement obligéz aux examens d'herborisation et de démonstration de drogues, sur lesquels ilz seront interrogéz et à un chef d'œuvre seulement et ne payeront que la moitié des cinquante frans à la maîtrise et à la moitié des droits aux médecins et maîtres appotiquaires pour chacune assemblée.

Trente septièmement, aucun parent ny allié de ceux qui se présenteront à ladite maîtrise, soit médecin, soit appotiquaire, non pas même ceux qui leurs seront donnéz pour conducteurs ne pouront juger ny opiner à leur examen, ny au chef d'œuvre, pour obvier aux brigues qui s'en pourroient en suyvre.

Trente huitièmement, lorsqu'il sera nécessaire de convoquer le corps de la maîtrise, soit pour affaires concernantes icelle, ou pour assister au service divin qui se fera pendant l'année, le dernier maître receu sera obligé d'advertir les maîtres la veille ou faire porter billets pour s'y trouver.

Trente neufièmement, que, si plusieurs aspirans se présentent tous ensemble à la maîtrise, on n'en pourra passer qu'un à la fois et sera procédé l'un après l'autre à leur examen et chef d'œuvre, qu'ilz seront obligéz de commencer au mois de mars ou d'avril pour en faire tous les actes successivement l'un après l'autre, qui se feront de quinzaine à autre pour le plutot, affin que l'on ne soit contraint de les remettre à une autre saison.

Quarantièmement, et quant à ladite confrairie, icelle sera reiglée conformément aux articles cy-après à scavoir.

Quarante unièmement, qu'au jour de la Nativité de Notre-Dame, huitième jour de septembre, il se célèbrera une messe haute et solennelle environ les neuf heures du matin en l'église des pères Cordeliers ou autre qui sera pour ce choisie et désignée, où assisteront tous les maîtres appotiquaires de notre dite ville dudit Nancy, sur peine de trois gros d'amande, de même assisteront aux vespres de la veille et du jour, à peine d'un gros applicable à la confrairie.

Quarante deuxième, le lendemain, au même lieu, se célèbrera une autre messe de *Requiem* pour les deffunts confrères et leurs femmes trépasséez et se dira auparavant les vigiles, où tous assisteront de même, à peine de deux gros à chacune fois applicables comme dessus.

Quarante troisièmement, au huitième de tous les mois

de l'année, se dira une messe au maître autel, où tous les maîtres assisteront, sans exception d'aucun, à peine de deux gros applicables comme dessus.

Quarante quatrièmement, un maître appotiquaire ou sa femme venant à décéder, le corps de ladite confrairie sera obligé de luy faire dire un service et d'assister à l'enterrement.

Quarante cinquièmement, pour subvenir aux fraiz du luminaire, service et sallaires des gens d'église et autres choses pour ladite confrairie, au cas qu'il n'y ayt fond suffisant pour y fournir, il y sera suppléé par lesdits maîtres, chacun à son égard.

Quarante sixièmement, les amandes se payeront par ceux qui les auront encourues à la première interpellation qui leur sera faite par les maîtres juréz.

Quarante septièmement, tous les deniers seront délivréz entre les mains du maître de la confrairie esleu à la pluralité de voixe par le corps dudit art, assemblé à cet effet au logis de celuy qui aura esté précédemment en charge, après que lesdites voixe auront été receues et colligiéez par un particulier député à cet effect, desquels deniers ledit maître de la confrairie donnera son receu au maître juré en charge, dressera un compte de recepte et de la dépense qu'il auroit supportée pour les frais nécessaires sus déclaréz, et se rendra ledit compte tous les ans en présence de tout le corps ou de partie d'iceluy.

Quarante huitièmement, le maître de la confrairie ainsy esleu, il choisira un assistant et le corps desdits maîtres un autre, lesquels assistans auront le soin et charge de faire faire le service et tout ce qui sera nécessaire pour le bien et utilité de ladite confrairie.

Quarante neufièmement, qu'aucun maître appotiquaire ne prendra ny recevra cy-après aucun apprentif, qu'il ne luy fasse payer à l'entrée de son logis huit francs qui séront délivréz contans au maître de la confrairie pour subvenir aux frais d'ycelle, s'il ne veut répondre en son propre et privé nom.

Cinquantièmement, qu'à toutes les assemblées qui se feront, soit pour affaires de ladite confrairie ou autrement, celuy qui jurera, mutinera ou querellera, l'aggresseur en sera pour six gros et l'aggressé pour trois s'il soutient.

Tous lesquels articles, nous avons, de notre même pouvoir et autorité que dessus, aggréez, approuvéz, autoriséz et homologuéz, aggréons, approuvons, autorisons et homologuons par lesdites présentes, voulons et nous pleu, qu'ils tiennent et sortent leur plein et entier effect, selon leurs forme et teneur, et que lesdits maîtres et leurs successeurs en jouyssent et usent et les fassent observer, garder et entretenir de point ou point, pleinement, paisiblement et perpétuellement, en la forme et manière qu'il est contenu en iceux, sans y contrevenir n'y permettre y estre contrevenu directement ny indirectement. Sy donnons en mandement à nos très chers et féaux les président et conseilliers de notre dite Cour et à tous nos baillys, procureur général de Lorraine, leurs lieutenans et substitus et à tous autres nos officiers et justiciers qu'il appartiendra, que de notre présent reiglement, statut et établissement pour l'exercice dudit art et profession de pharmacie, selon le contenu ausdits articles, ils et chacun d'eux en droit soy fassent, souffrent et laissent lesdits supplians et leurs successeurs maîtres appotiquaires de la maîtrise de notre dite ville dudit Nancy jouyr et user pleinement et paisiblement, ainsy que dit est, sans en ce leur faire mettre ny donner, ny souffrir leur estre fait, mis ou donné, ors ny pour l'avenir, aucun trouble ny empêchement au contraire. Car ainsy nous plaît. En foy de quoy, nous avons aux présentes,

signéez de notre main et contresignéez par l'un de nos secrétaires d'estat, commandemens et finances, fait mettre et
apprendre notre grand scel. Donné en notre ville de Nancy
le quatrième jour de may mil six cens soixante-cinq.

Ainsy signé : CHARLES, et sur reply : par Son Altesse LE
BÈGUE. *Registrata* CORDIER et scellé dudit grand scel sur cire
vermeille pendant à double ruban de soye jaune (¹).

EXTRAICT DU COMMANDEMENT FAICT A FRANSOIS BELLEAU
POUR FERMER SA BOUTICQUE

L'an mil six cent cinquante-huict, le neufiesme janvier,
par devant moy, tabellion générale au duché de Lorenne
soubscript et tesmoins en bas nommés, comparut en personne home Florent Grillot, maistre apoticquaire à Nancy,
lequel s'adressant à Fransois Belleau, luy a dit que de la
part des maistres et jurés du corps des apoticquaires dudit
Nancy, il luy fait défance de tenir bouticque ny d'exercer la
profession de pharmacie en manire quelconque qu'au para-
vant il ne soit receu maistre après l'examen et chef
d'œuvrez accoustumés, soub les pennes portés par les chartes
et autres de droict, lequel Belleau a fait réponce qu'il avoit
droict de tenir bouticque ouverte et d'exercer la profession de
pharmacie tant et sy longtemps que sa mère vivera en vesvaige,
que la bouticque qu'il a est celle de sadite mère et, s'il l'a
transporté hors du logis de sa·mère, sca esté pour éviter les
dificultés avec ses sœurs et beau-frères, desquelles défences
et responces ledit sieur Grillot a requis le présente acte,
lequel luy a esté octroyé en ceste forme, sauf tous droict
pour servir et valoir ce que de réson, en présence de Jean

---

(1) Archives M.-et-M., B 115, registre des lettres patentes, fol. 45-49.

Noirejean, huissier à Nancy, et Pierre Villemin, manouvrier
audit lieu, tesmoins, qui, avec ledit Grillot et Belleau, ont
signés, sauf le dit Villemin qui, pour ne scavoir escrire, a fait
sa marque ordinaire. Signé : F. Belleau, F. Grillot, J. Noirejean, Chambre.

Extraict des registres du greffe de l'intendance, Jean-Baptiste Collet, chevalier, seigneur de Sainct Pouenges, Villarcerf et autres lieux, conseiller ordinaire du Roy en son conseil d'estat et finances, intendant de justice, police et
finance en Lorraine et Barrois, villes et évéchez de Metz,
Toul et Verdun, et payis mesain, camp et armé de Sa
Maiesté esditz pays.

Entre les maistres et jurés apoticquaires de la ville de
Nancy, demandeurs, en requeste du 16 janvier dernier,
d'une part,

Et Fransois Belleau, bourgeois de ladite ville, défandeur,
d'aute.

Veu ladite requeste par laquelle les demandeurs auroint
représenté que ledit deffandeur, sans avoir esté examiné ny
reseu au corps des maistres apoticquaires, auroit ouvert une
bouticque d'apoticquaire contre leurs chartes, contre leurs
réglementz et arretz, au préiudice du bien publique, partant
qu'il nous pleut faire deffance audit deffandeur de tenir
bouticque ny d'exercer la profession d'apoticquaire, à penne
de cent livres d'amande et, pour avoir contrevenu au régle-
ment sur ce establys, le condampner dèz à présent à une
amande et aux dommages et interretz des demandeurs,
nostre ordonnance au bas de ladite requeste portante assignation aux parties par devant le sieur Serre, commissaire
par nous député pour l'instruction de l'instance et à son
rapport y estre ordonné ce que de raison, déclaration faite
par ledit deffandeur, du 28 dudit mois de janvier, par devant
ledit sieur commissaire pour responce à ladite requeste

d'avoir fermé sa bouticque et avoir obéys aus commande-
mentes à luy fait par les demandeurs, répliquez desditz
demandeurs, chartes et establissement de la maistrise des
apoticquaires de ladite ville de Nancy et tout concidéré :

Nous, fesant droit sur l'instance, avons ordonné et ordonnons que le deffandeur tindra sa bouticque fermé autrement
qu'avecq des titres, sy mieux il n'aime en vider les drogues
qu'il y a, luy fesant défance d'excercer la profession d'apoticquaire qu'après qu'il sera reseu maistre suivant et conformément ausdite chartes, à penne de cent frans d'amande en cas
de controvantion, condamnant ledit deffandeur aus despens
de l'instance. Taxés à douze frans. Fait à Nancy le 18 mars
1658, signé : Colbert, s(eigneur de) Pouenges et Serre,
espice six frans, collationné, signé.

L'an 1658, le 22 mars, je sergent au baliage de Nancy
soubsigné ay signifié le présente arrest à Fransois Belleau en
son domicile et parlant à sa femme en son absance et commandement à luy fait de satisfair audit arrest et de poyer
promptement auditz sieur maistres apoticquaire ou à moy
porteur pour eux douze frans pour despens taxés d'une sorte
et six frans pour les espices dudit arrest, lequel a déclaré
quel en donneroit advis à son marit et qu'il satisferoit à ce
que desus, à laquelle j'ai lessé et délivré coupie dudit arrest
et présenté raport et du depuis parlant audit Belleau luy ay
reïtéré la présente signification, signé : C. Chardot (1).

PENSION OCTROYÉE PAR SON ALTESSE A CLAUDE GASPARD

Charles par la grâce de Dieu duc de Lorraine, marchis,
duc de Calabre, Bar, Gueldres, marquis du Pont-à-Mousson, Nomeny, comte de Provence, Vaudémont, Blamont,

---

(1) Registre des maîtres apothicaires, p. 45-46.

Zutphen, etc... à tous qui verront les présentes, salut. Ayant mis en favorable considération les bons devoirs que nous rend journellement nostre cher et bien aymé Claude Gaspard, apothicaire ordinaire des nostres, depuis que nous l'avons retenu à nostre service, en suitte de ceux qu'il avoit rendu auparavant à nostre très honoré seigneur et père, et dont il s'est tousiours acquitté avec toute assiduité, affection et fidélité, nous avons bien voulu luy tesmoigner par quelque effect de nostre gratitude le contentement que nous avons de sesditz services que nous scavons estre continuéz depuis trente deux ans et plus et, entre les plus anciens serviteurs de nostre maison, c'est pourquoy, nous ayant très humblement supplié qu'il nous pleust le gratifier de quelque pension en grain pour en jouyr le reste de ses jours et, par ceste récompense, luy accroistre d'autant le désir qu'il a de persévérer de bien en mieux à nous servir. Pour ce est-il que nous pour ces causes avons donné et accordé, donnons et accordons pour cestes audit Gaspard la quantité de vingt cinq résaux de blé froment par chacun an à prendre sa vie naturelle durante sur nostre recette en grains de ce lieu de Nancy, à l'effect de quoy mandons à nostre amé et féal Charles Jean celerier dudit Nancy et à ses successeurs en laditte charge que des grains de sa recette il en baille et délivre audit Gaspard la quantité de vingt cinq résaux de blé par chacun an à commencer à la fin de la présente année et continuer d'an à ans saditte vie durante, et rapportant par nostredit cellerier présent et à venir pour une et la première fois copie deuement collationnée des présentes et à chacun payement quittance dudict Gaspard, ce qu'à cest effect il luy aura délivré luy sera passé et alloué en despence de chacun ses comptes qu'il rendra par devant noz très chers et féaux les sieur surintendant de noz finances, président et gens des comptes de Lorraine, aux

quelz mandons n'en faire aucune difficulté, car ainsy nous
plaist. En foy de quoy nous avons aux présentes signées
de nostre main, contresignées par l'un de noz secrétaires
d'estat, commandements et finances, faict mettre et apposer
en placart nostre cachet secret. Données en nostre ville de
Nancy le huictième jour de febvrier mil six centz trente et
un, ainsy signé : Charles et, plus bas, par Son Altesse,
contresiné C. Janin avec paraphe et cacheté en placart du
cachet secret de Saditte Altesse ([1]).

Lettres Patentes octroyant la noblesse
a Claude Gaspard

Charles, etc... à tous qui verront les présentes salut. Ny
ayant rien qui soit plus décent et convenable à la grandeur
et dignité des princes souverains que de tesmoigner un
estime particulier de ceux qui par leurs vertu et louable
vie se sont rendus recommandables en ce faisant les honorer
des tiltres et qualitéz qui correspondent à leurs mérites,
afin de leur donner occasion de continuer et servir d'exemple
aux autres pour les imiter et ensuivre en espérance de parvenir à semblables honneurs et prééminences pour eulx et
leur postérité; scavoir faisons que nous, ayans en singulière
recommandation les vertus, probité de vie et autres louables
qualitéz qui se retrouvent en la personne de nostre cher et
bien aimé Claude Gaspard, nostre appoticaire, et qui nous
l'ont fait juger digne des honneurs, privilèges et prérogatives
qui puissent à l'advenir faire foy de ses vertus et mérittes
et luy demeurer et à sa postérité pour une marque perpé-
tuelle de l'honneur de sa maison; pour ces causes et autres

---

(1) Archives M.-et-M., B 7779.

considérations à ce nous mouvans, deuement aussi informés
des services qu'il nous a rendu et à nostre très honnoré
seigneur et père l'espace de vingt six ans près de sa personne
et en tous les voiages qu'il a faict es pays estrangers, mesme
de ceux qu'il avoit auparavant rendu aux ducs Charles 3ᵉ
et Henry 2ᵉ, noz ayeul et beau père de très glorieuse mémoire en qualité de leur appoticquaire, ayant en cela imité
ses père et ayeul maternel, Nicolas Gaspard, marchand
prouvoyeur du duc François premier, et noble Jean Bonneron,
aussi marchand provoyeur du duc Anthoine et du duc
François, noz prédécesseurs ; outre qu'estant sorty de mère
noble et alliée à plusieurs familles nobles de nos pays ;
avons ledit Claude Gaspard, ses enfans et postérité, soient
masles ou femelles, naiz et à naistre en loyal mariage et
chacun d'iceulx annobles et annoblissons par cesdites
présentes, voulons, octroyons et nous plaist qu'en tout
leurs actz, lieux et endroicts et jugement et dehors, ils soient
tenus, traictéz et réputés pour nobles, puissent atteindre et
recevoir tous honneurs, prérogatives et prééminences qu'ont
accoustumé de recevoir et atteindre et dont jouissent gens
nobles et extraicts de nobles lignées, et, comme tels,
puissent prendre et recevoir ordre de chevalerie, acquester
chastaux, forteresses, seigneuries, hautes justices, moiennes
et basses, tenir et posséder tous fiefs, terres, possessions et
héritages nobles de quelle qualité ilz soient, qu'ilz ont jà
acquis ou pourront acquérir et qui leur pouroient escheoir,
compéter et appartenir, en jouyr et user, en ordonner et
disposer tout ainsi que s'ilz estoient extraicts de race
anciennement noble, sans qu'à présent ou pour l'advenir
ilz soient ou puissent estre contraincts vuider leurs mains
desditz fiefs, possessions et héritages nobles ou partie d'iceux,
ny de nous en paier ny à noz successeurs aucune finance,
laquelle de grâce spéciale nous avons quitté, remis et donné,

quittons, remettons et donnons par cesdites présentes audit
Gaspard et en signe de noblesse et pour icelle décorer à luy
et à sadite postérité descendans de luy en loial mariage,
comme dit est, avons donné et donnons les armes telle que
cy dessoubs elles sont empreinctes et blasonnées, scavoir,
*d'or à un chevron d'azur environné de trois hures de sangliers
représentées au naturel, deux en chef et une en poincte; timbré
d'une hure de l'escut, accompagnée de deux pennes armoiriées audit
escut issant d'un torty d'or, d'azur et de sable, le tout porté d'un
armet mort couvert d'un lambrequin au métal et couleurs susdites,*
avec puissance de les porter et en user en tout lieux comme
autres nobles ont accoustumé faire des leurs. Si donnons
en mandement à tous noz maréschaux, sénéschaux, baillys,
président et gens de noz comptes, cappitaines, prévosts,
procureurs, officiers et justiciers présens et à venir, leurs
lieutenans et à chacun d'eulx à son égard et comme à luy
appartiendra, que ledit Claude Gaspard et sadite postérité
ilz fassent, souffrent et laissent jouyr et user plainement,
paisiblement et perpétuellement de ceste nostre grâce, don
et octroy d'annoblissement et de l'effect de tout le contenu
cy dessus, sans en ce leur faire mettre ou donner, ny
souffrir leur estre faict, mis ou donné ores ny à l'advenir
aucun trouble ou empeschement contraire, ains si fait, mis ou
donné leur auroit esté le réparent ou fassent réparer incon-
tinant. Car ainsi nous plaist. Prions en outre et requérons
tous roys, princes, ducz, comtes, barons et autres seigneurs,
noz amis, alliéz et bienveillans, que de l'honneur et privilège de noblesse au contenu de nostre présent octroy ilz
fassent, souffrent et laissent joyr et user entièrement et
paisiblement à tousjours ledit Gaspard, ensemble ses descendans, postérité et lignée en la forme que tous autres
nobles ont accoustumé faire, sans permettre qu'ils y soient
aucunement troubléz ny empeschés, nonobstant quel-

conques loix, statutz, coustumes, usages de païs, ordonnances, restrinctions, mandemens et deffences à ce contraires,
comme en telz et semblables cas nous voudrions faire pour
eulx. Et afin que ce soit chose ferme et stable à tousjours,
nous avons à cesdites présentes signées de nostre main faict
mettre et appendre nostre grand scel. Donné à Nancy le
dixième jour de janvier mil six cens vingt huict, signé :
Charles. Et sur le replis est escript : par Son Altesse les
sieurs comte de Tornielle, grand maistre de l'hostel et
surintendant des finances, Janin, secrétaire d'estat, Pistor
Le Bègue et Fournier, secrétaires des commandemens,
présents. Contresignées : Rousselot, *registrata* Courcol (¹).

---

(1) Archives M.-et-M., B 103, fol. 43 v°-45.

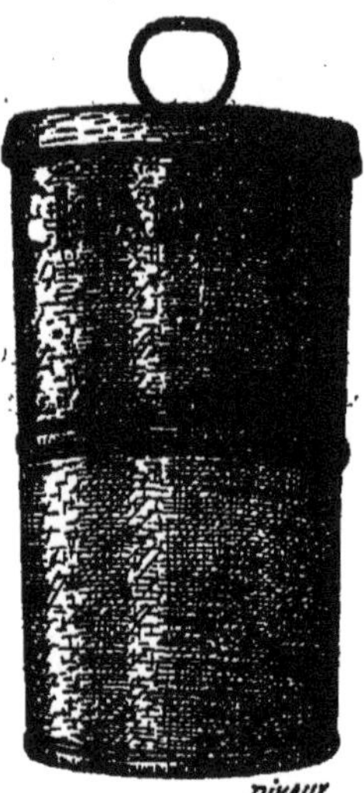

BOITE EN ÉTAIN DE CLAUDE HARMANT, XVII⁰ SIÈCLE
(Collection de l'École supérieure de Pharmacie de Nancy.

Table des Illustrations

PLANCHES HORS TEXTE

Pages

Pompe funèbre de Charles III, duc de Lorraine (Chirurgiens et apothicaire) 6

Affiche indiquant les rang et préséance des corporations à la procession du 24 juin 1666. 60

Une boutique de maître apothicaire au dix-septième siècle 72

Une planche de Barthélemy Fondreval, maître apothicaire (pomme de terre) 96

Un mémoire des maîtres apothicaires Gaspard et Caillet (Fragment) . 124

GRAVURES DANS LE TEXTE

Mortier de Claude Cordier, apothicaire à Toul 58

Armoiries des maîtres apothicaires anoblis 86-94

Mortier flamand, dix-septième siècle 110

Vase chevrette, dix-septième siècle 123

Pot canon, dix-septième siècle 185

Boîte en étain de Claude Harmant, dix-septième siècle 232

Table des Matières

Pages

INTRODUCTION.   V

CHAPITRE I

HISTORIQUE

État de la pharmacie en Lorraine au début du dix-septième siècle .   I
Aperçu historique concernant la Maison de Lorraine au dix-septième
  siècle   5
Avant la réglementation   11
Décret du duc Henri II du 27 janvier 1615. — Limitation des
  pharmacies.   13
Décret du 21 avril 1623. — Confirmation du décret du 27 janvier
  1615, avec adjonction de mesures répressives   15
Règlement du 20 avril 1624. — Réception à la maîtrise. — Exer-
  cice de la pharmacie par les veuves des maîtres apothicaires . .   17
Règlement du 2 avril 1626. — La confrérie des apothicaires.   20
Ordonnance du 31 juillet 1640. — Établissement des statuts et
  règlements de la corporation des apothicaires   25
Serment des maîtres apothicaires lorrains   34
Règlement du 9 juin 1653, particulier aux fils et gendres des maî-
  tres apothicaires.   36
Lettres patentes du duc Charles IV, du 4 mai 1665. — Établisse-
  ment des statuts et maîtrise des maîtres apothicaires   38
De 1665 à la Révolution   56

CHAPITRE II

LA VIE CORPORATIVE

La corporation   59
Les maîtres apothicaires   63
Les maîtres jurés   73
Les apprentis.   80
Les anoblis.   84

	Pages
Quelques figures de maîtres apothicaires	95
Les apothicaires de Saint-Julien	100
Les apothicaires et les médecins	103
Les apothicaires et les chirurgiens	106

CHAPITRE III

REMÈDES ET MÉDICAMENTS EN USAGE AU DIX-SEPTIÈME SIÈCLE

	Pages
Les apothicaires dans l'exercice de leur profession	111
Mémoires de maîtres apothicaires	124
1° Pharmacie	124
I. Parties pour Son Altesse (Janvier, février, mars 1629)	124
II. Parties pour Son Altesse (Juillet, août, septembre 1629)	131
III. Parties pour Jean Isambert, fauconnier (1617)	148
IV. Parties pour Son Altesse (Extraits)	150
V. Accouchement de la Duchesse Marguerite (3 octobre 1608)	152
VI. Service de Madame (Extraits)	154
VII. Service de Son Altesse (Extraits)	155
2° Parfumerie	162
3° Confiserie	164
Un dispensaire sous le duc Charles IV (Taxe)	167
La pharmacie à l'hôpital Saint-Julien	178
I. Inventaire (Extraits)	178
II. Mémoire des drogues et médicaments fournis par Jean Sirejean	180
Achats effectués à la foire de Saint-Nicolas-de-Port	182

DOCUMENTS

	Pages
Décret du 21 avril 1623	189
Règlement provisionel touchant la maistrise des maistres apoticaires jurés de Nancy	192
Articles convenus par provision par les sieurs docteurs en médecine et les maistres apoticaire de Nancy, sur la forme de recepvoire les aspirants à la maistrise d'apoticaire, le 20 avril 1624	200
Articles de la Confrairie de l'an 1626 du 2 avril	203
Le Moyen pour recevoire les filz des maistres et leurs privilèges	206
Lettres patentes délivrées le 4 mai 1665 par Charles IV, duc de Lorraine, et portant approbation des statuts des maîtres apothicaires de Nancy et de l'établissement de la maîtrise	208

Pages

Extraict du commandement faict à Fransois Belleau pour fermer
sa bouticque 224
Pension octroyée par Son Altesse à Claude Gaspard. 226
Lettres patentes octroyant la noblesse à Claude Gaspard. 228

TABLE DES ILLUSTRATIONS 233

NANCY, IMPRIMERIE BERGER-LEVRAULT — JANVIER 1917

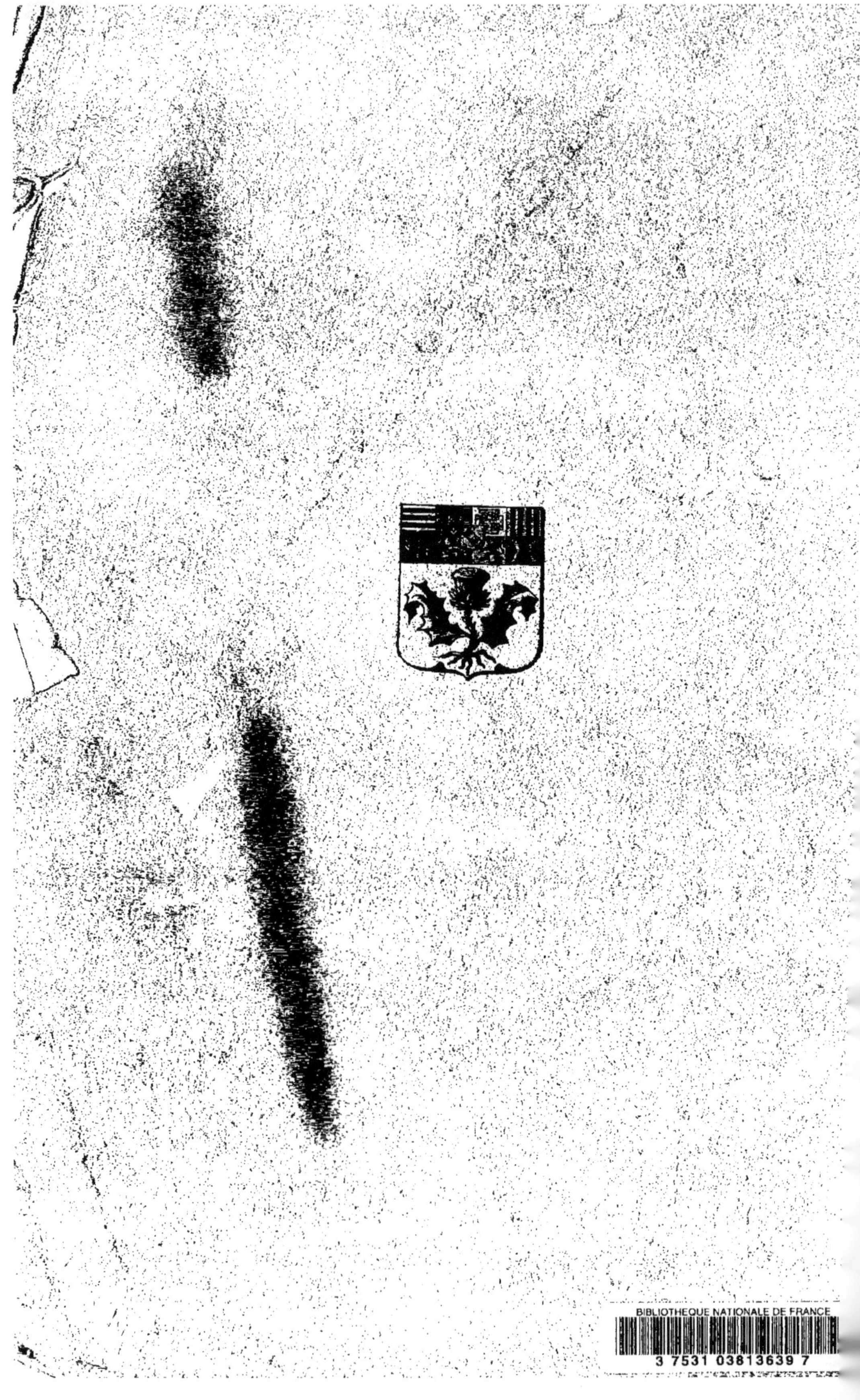